CW01467597

Cuisine Minute

La Magie du Micro-Ondes

Marie Lambert

Contenu

Brocoli au fromage Suprême 14

guvetch 15

Fromage de céleri au bacon 16

Fromage d'artichaut au bacon 17

Pommes de terre caréliennes 18

Casserole de pommes de terre hollandaises et de gouda aux tomates
.... 19

Patates douces beurrées et moelleuses à la crème 20

Maître d'Hôtel Patates Douces 21

pommes de terre à la crème 22

Pommes de terre à la crème au persil 23

Pommes de terre crémeuses au fromage 23

Pommes de terre hongroises au paprika 23

Pommes de terre dauphines 25

Pommes de terre de Savoie 26

Pommes de terre château 26

Pommes de terre à la sauce aux amandes 27

Tomates moutarde et citron vert 28

Compote de concombre 29

Compote de concombre au Pernod 30

Marc Espagnole 30

Gratin de courgettes et tomates 31

Courgettes aux baies de genièvre 32

Beurrer des feuilles de Chine au Pernod 33

Germes de soja à la chinoise 34

carotte à l'orange 35

Compote de chicorée 36

Compote de carottes au citron vert 38

Fenouil au Xérès 39

Poireaux braisés au vin et jambon 40

Poireaux braisés 41

Céleri cuit à la vapeur 42

Poivrons farcis à la viande 42

Poivrons farcis à la viande et aux tomates 43

Poivrons farcis à la dinde au citron et au thym 43

Champignons à la crème à la polonaise 44

Champignons au poivre 45

champignons au curry 46

Dhal de lentilles 46

Dhal aux oignons et tomates 49

Madras aux légumes 51

Curry de légumes mélangés 53

Salade méditerranéenne à la gelée 55

Salade grecque en gelée 56

Salade de gelée russe 56

Salade de chou à la mayonnaise à la moutarde 57

Coupes de betteraves, céleri et pommes 58

Tasse Waldorf simulée 59

Salade de céleri à l'ail, mayonnaise et pistaches 59

Salade continentale de céleri 60

Salade de céleri au bacon.. 62

Salade d'artichauts aux poivrons et œufs dans une vinaigrette chaude... 63

Garniture à la sauge et à l'oignon.. 64

Garniture au pesto de céleri... 65

Garniture de poireaux et de tomates.. 65

garniture au bacon... 66

Garniture au bacon et aux abricots... 67

Garniture aux champignons, citron et thym............................... 67

Garniture aux poireaux et aux champignons............................... 68

Rempli de jambon et d'ananas.. 69

Garniture asiatique aux champignons de cajou.......................... 70

Garniture au jambon et aux carottes.. 71

Rempli de jambon, banane et maïs.. 71

Garniture italienne... 72

Garniture espagnole.. 73

Garniture à l'orange et à la coriandre.. 73

Garniture à la chaux.. 74

Garniture à l'orange et à l'abricot... 75

Garniture aux pommes, raisins secs et noix................................ 76

Garniture aux pommes, prunes et noix du Brésil........................ 77

Garniture aux pommes, dattes et noisettes.................................. 77

Garniture à l'ail, au romarin et au citron.................................... 78

Garniture à l'ail, au romarin et au citron et au parmesan.......... 79

Garniture aux fruits de mer... 80

Fourré au jambon de Parme... 80

farce aux saucisses... 81

5

Farce à la chair de saucisse et au foie 81

Chair de saucisse et garniture de maïs 82

garniture aux saucisses et à l'orange 82

Garniture aux marrons et à l'œuf 82

Garniture aux marrons et aux canneberges 84

Garniture à la crème de marrons 84

Garniture à la crème de châtaignes et de saucisses 85

Crème de marrons fourrée aux marrons entiers 85

Garniture aux marrons au persil et au thym 86

Farce aux marrons et au jambon 87

Garniture de foie de poulet 88

Farce de foie de volaille aux pacanes et à l'orange 89

Garniture triple noix 89

Garniture de pommes de terre et foie de dinde 90

Farce de riz aux herbes 91

Farce de riz espagnol aux tomates 92

Garniture de riz fruitée 93

Garniture de riz d'Extrême-Orient 94

Riz copieux fourré aux noix 94

Pépites de chocolat 95

Gâteau du diable 96

Gâteau au moka 98

Gâteau étagé 99

Forêt noire 99

Gâteau au chocolat et à l'orange 100

Gâteau à la crème au chocolat 101

Gâteau au chocolat et au moka 102

Gâteau au chocolat et à l'orange...................................... 102

Gâteau aux deux chocolats... 103

Gâteau à la chantilly et aux noix.................................. 103

gâteau de Noël... 104

brownies américains... 105

Brownies au chocolat et aux noix................................. 106

Triangles d'avoine et de caramel................................. 107

Triangles de muesli... 108

Reines du chocolat.. 108

Reines de chocolat feuilletées.................................... 109

Gâteau de petit-déjeuner au son et à l'ananas.................. 110

Génoise aux fruits et au chocolat................................ 111

Gâteau croquant aux biscuits et au moka fruité................ 112

Gâteau croquant aux fruits, rhum et biscuits aux raisins...... 112

Gâteau fruité au whisky et aux biscuits à l'orange............. 113

Gâteau croustillant aux fruits et au chocolat blanc............ 113

Cheesecake à deux étages aux abricots et aux framboises....... 113

Gâteau au fromage au beurre de cacahuète...................... 116

Cheesecake au citron... 118

Cheesecake au chocolat.. 118

Gâteau au fromage aux fruits Sharon............................ 119

Gateau de fromage aux myrtilles.................................. 120

Cheesecake au citron au four...................................... 121

Cheesecake au citron vert au four................................ 122

Cheesecake au four au cassis...................................... 122

Cheesecake aux framboises au four................................ 123

Cheesecake aux fruits et beurre de noix......................... 124

Tarte au gingembre en conserve *125*

Gâteau au gingembre confit et à l'orange *126*

Gâteau au miel et aux noix *127*

Gâteau au miel et au gingembre *129*

Gâteau au sirop de gingembre *130*

Pain d'épices traditionnel *130*

Pain d'épices à l'orange *132*

Gâteau au café et aux abricots *132*

Tarte Au Rhum Et À L'Ananas *133*

Riche gâteau de Noël *134*

Gâteau rapide Simnel *136*

gâteau aux graines *137*

Gâteau aux fruits nature *139*

Gâteau aux dattes et aux noix *141*

tarte aux carottes *142*

Tarte aux panais *143*

Tarte à la citrouille *144*

Gâteau scandinave à la cardamome *145*

pain au thé aux fruits *147*

Gâteau-sandwich Victoria *148*

Gâteau aux noisettes *149*

tarte aux caroubes *150*

Gâteau léger au chocolat *151*

Gateau au amandes *151*

Gâteau-sandwich Victoria *151*

Biscuit au thé des mères *152*

Biscuit au citron *153*

Gâteau éponge à l'orange *154*

Gâteau au café expresso *154*

Gâteau au café expresso avec glaçage à l'orange *155*

Gâteau à la crème au café expresso *156*

Gâteaux aux raisins secs *157*

Muffins à la noix de coco *158*

gateau au chocolat *158*

Gâteau à la banane et aux épices *159*

Gâteau aux bananes et glaçage à l'ananas *160*

glaçage au beurre *160*

Garniture au chocolat *161*

Quartiers de fruits sains *162*

Quartiers de fruits sains aux abricots *163*

biscuit *163*

Sablés extra croustillants *164*

Sablés extra onctueux *164*

Sablés épicés *164*

Sablés hollandais *165*

boules de cannelle *165*

Schnaps dorés *166*

Instantanés de brandy au chocolat *168*

Gâteaux aux petits pains *169*

Biscuits aux petits pains aux raisins *170*

pains *170*

Pâte de base pour pain blanc *171*

Pâte à pain noir simple *172*

Pâte à pain au lait de base .... *173 pain bap* *173*

petits pains *174*

Pains à hamburger *174*

Petits pains sucrés et fruités *175*

Cornish se divise *175*

Petits pains fantaisie *175*

Petits pains avec glaçage *176*

Pain au carvi *176*

pain de seigle *177*

pain à l'huile *178*

Pain Italien *178*

Pain espagnol *178*

Pain Tikka Masala *179*

Pain aux fruits et au malt *180*

Pain soda irlandais *182*

Pain soda au son *183*

Rafraîchir le pain rassis *183*

Pittas grecques *183*

Cerises en gelée dans le port *184*

Cerises en gelée au cidre *185*

Ananas au vin chaud *186*

Le fruit éclatant de Sharon *187*

pêches éclatantes *187*

poires roses *188*

Pudding de Noël *189*

Pouding aux prunes au beurre *191*

Pudding aux prunes à l'huile *191*

Soufflé aux fruits en bocaux *192*

Pudding de Noël presque instantané *193*

Pudding de Noël ultra fruité *195*

crumble aux prunes *197*

Crumble aux prunes et pommes *197*

Crumble aux abricots *198*

Crumble de petits fruits aux amandes *198*

Crumble poire-rhubarbe *198*

Crumble nectarine et myrtille *198*

Pomme Betty *199*

Nectarine ou Pêche Betty *200*

Pudding râpé du Moyen-Orient aux noix *201*

Cocktail de fruits d'été *202*

Dattes du Moyen-Orient et compote de bananes *203*

Salade de fruits secs mélangés *204*

Pudding épais aux pommes et aux mûres *205*

Pouding au citron et aux mûres *206*

Pouding au citron et aux framboises *207*

Pudding aux abricots et aux noix *208*

Foster à la banane *210*

Gâteau aux épices du Mississippi *211*

Pudding jamaïcain *213*

Tarte à la citrouille *215*

Gâteau au sirop d'avoine *217*

Flan éponge à la noix de coco *218*

Gâteau facile à cuire *220*

Gâteau aux miettes *220*

Brocoli au fromage Suprême

Pour 4 à 6 portions

450 g de brocoli
60 ml/4 cuillères à soupe d'eau
5 ml/1 cuillère à café de sel
150 ml/¼ pt/2/3 tasse de crème sure
125 g de cheddar râpé ou de Jarlsberg
1 oeuf
5 ml/1 cuillère à café de moutarde fine
2,5 ml/½ cuillère à café de paprika
1,5 ml/¼ cuillère à café de muscade moulue

Lavez le brocoli, divisez-le en fleurons et mettez-le dans un bol profond d'un diamètre de 20 cm avec de l'eau et du sel. Couvrir d'une pellicule plastique et couper en deux pour permettre à la vapeur de s'échapper. Cuire à feu vif pendant 12 minutes. Bien égoutter. Fouettez le reste des ingrédients et versez sur le brocoli. Couvrir d'une assiette et rôtir pendant 3 minutes. Laisser agir 2 minutes.

guvetch

6-8 portions

Ratatouille colorée et savoureuse à la bulgare. Servir seul avec du riz, des pâtes ou de la polenta ou en accompagnement de plats aux œufs, à la viande et à la volaille.

450 g de haricots (verts) français ou kenyans, têtes et tiges
4 oignons, tranchés très finement
3 gousses d'ail écrasées
60 ml/4 cuillères à soupe d'huile d'olive
6 (poivrons) de couleurs mélangées, épépinés et coupés en lanières
6 tomates blanchies, pelées et hachées
1 piment vert épépiné et finement haché (facultatif)
10-15 ml/2-3 cuillères à café de sel
15 ml/1 cuillère à soupe de sucre cristallisé

Coupez chaque haricot en trois morceaux. Mettez l'oignon et l'ail dans un bol de 2,5 litres avec l'huile. Bien mélanger pour mélanger. Cuire à découvert à plein gaz pendant 4 minutes. Mélangez soigneusement tous les ingrédients restants, y compris les haricots. Couvrir d'une assiette et mélanger 3 fois pendant 20 minutes. Découvrir et cuire à puissance élevée pendant encore 8 à 10 minutes, en remuant 4 fois, jusqu'à ce que la majeure partie du liquide se soit évaporée. Servir immédiatement ou laisser refroidir, couvrir et réfrigérer si vous mangez plus tard.

Fromage de céleri au bacon

Servi 4

6 tranches (tranches) de bacon germé

350 g de céleri coupé en dés

30 ml/2 cuillères à soupe d'eau bouillante

30 ml/2 cuillères à soupe de beurre ou de margarine

30 ml/2 cuillères à soupe de farine nature (tout usage)

300 ml/½ point/1¼ tasse de lait entier tiède

5 ml/1 cuillère à café de moutarde anglaise

225 g / 8 oz / 2 tasses de fromage cheddar râpé

Sel et poivre noir fraîchement moulu

poivre

Pain frit (frit) pour servir

Placer le bacon sur une assiette et couvrir de papier absorbant. Cuire à puissance élevée pendant 4 à 4 minutes et demie, en retournant l'assiette une fois. Égouttez le gras puis hachez grossièrement les lardons. Placez le céleri dans un autre bol d'eau bouillante. Couvrir d'une assiette et cuire à puissance élevée pendant 10 minutes en retournant le bol deux fois. Égoutter et récupérer le liquide. Placez le beurre dans un bol de 1,5 litre / 2½ points / 6 tasses. Décongeler à découvert pendant 1 à 1½ minutes. Incorporer la farine et cuire au réglage le plus élevé pendant 1 minute. Incorporez progressivement le lait. Cuire à découvert à puissance élevée pendant 4 à 5 minutes jusqu'à épaississement, en remuant toutes les minutes. Incorporer l'eau de céleri, le céleri, le bacon, la moutarde et les deux tiers du fromage. Assaisonner selon l'envie. Placez le mélange dans un bol propre. Saupoudrer du reste de fromage et saupoudrer de paprika. Chauffer à découvert à puissance maximale pendant 2 minutes. Servi avec du pain grillé.

Fromage d'artichaut au bacon

Servi 4

Préparez comme du céleri avec du bacon, mais omettez le céleri. Placez 350 g de topinambours dans un bol avec 15 ml/1 cuillère à soupe de jus de citron et 90 ml/6 cuillères à soupe d'eau bouillante. Couvrir d'une pellicule plastique et couper en deux pour permettre à la vapeur de s'échapper. Cuire à puissance élevée pendant 12 à 14 minutes jusqu'à tendreté. Égoutter en omettant 45 ml/3 cuillères à soupe d'eau. Ajouter les artichauts et l'eau à la sauce moutarde, bacon et fromage.

Pommes de terre caréliennes

Servi 4

Recette de pommes de terre de printemps de la Finlande orientale.

450 g de pommes de terre nouvelles, lavées mais non pelées
30 ml/2 cuillères à soupe d'eau bouillante
125 g / 4 oz / ½ tasse de beurre, à température ambiante
2 œufs durs, hachés

Placez les pommes de terre dans un bol de 900 ml d'eau bouillante. Couvrir d'une assiette et cuire à puissance élevée pendant 11 minutes en remuant deux fois. Pendant ce temps, battez le beurre jusqu'à consistance lisse et incorporez les œufs. Égoutter les pommes de terre et, pendant qu'elles sont encore très chaudes, incorporer le mélange d'œufs. Sers immédiatement.

Casserole de pommes de terre hollandaises et de gouda aux tomates

Servi 4

Une cocotte végétarienne copieuse et réchauffante qui peut être servie avec des légumes cuits ou une salade croquante.

750 g de pommes de terre bouillies, coupées en tranches épaisses
3 grosses tomates blanchies, pelées et tranchées finement
1 gros oignon rouge, râpé grossièrement
30 ml/2 cuillères à soupe de persil finement haché
175 g / 6 oz / 1 ½ tasse de fromage Gouda, râpé
Sel et poivre noir fraîchement moulu
30 ml/2 cuillères à soupe de fécule de maïs (amidon de maïs)
30 ml/2 cuillères à soupe de lait froid
150 ml/¼ Pt/2/3 tasse d'eau chaude ou de bouillon de légumes poivre

Remplissez un bol graissé de 1,5 litre de 6 tasses avec des couches alternées de pommes de terre, de tomates, d'oignons, de persil et des deux tiers du fromage, et saupoudrez de sel et de poivre entre les couches. Incorporer la fécule de maïs au lait froid jusqu'à consistance lisse, puis incorporer progressivement l'eau chaude ou le bouillon. Versez sur les côtés du bol. Saupoudrer du reste de fromage et saupoudrer de paprika. Couvrir de papier absorbant et chauffer à feu vif pendant 12 à 15 minutes. Laisser reposer 5 minutes avant de servir.

Patates douces beurrées et moelleuses à la crème

Servi 4

450 g de patates douces à peau rose, pommes de terre à chair jaune
(sans igname), pelées et coupées en dés
60 ml/4 cuillères à soupe d'eau bouillante
45 ml/3 cuillères à soupe de beurre ou de margarine
60 ml/4 cuillères à soupe de crème fouettée, réchauffée
Sel et poivre noir fraîchement moulu

Placer les pommes de terre dans un bol de 1,25 litre. Ajoutez de l'eau. Couvrir d'une pellicule plastique et couper en deux pour permettre à la vapeur de s'échapper. Cuire à puissance élevée pendant 10 minutes en retournant le bol 3 fois. Laisser agir 3 minutes. Égoutter et mélanger délicatement. Fouettez vigoureusement le beurre et la crème. Bien assaisonner au goût. Transférer dans une assiette de service, couvrir d'une assiette et chauffer à feu vif pendant 1½ à 2 minutes.

Maître d'Hôtel Patates Douces

Servi 4

450 g de patates douces à peau rose, pommes de terre à chair jaune
(sans igname), pelées et coupées en dés
60 ml/4 cuillères à soupe d'eau bouillante
45 ml/3 cuillères à soupe de beurre ou de margarine
45 ml/3 cuillères à soupe de persil haché

Placer les pommes de terre dans un bol de 1,25 litre. Ajoutez de l'eau. Couvrir d'une pellicule plastique et couper en deux pour permettre à la vapeur de s'échapper. Cuire à puissance élevée pendant 10 minutes en retournant le bol 3 fois. Laissez reposer 3 minutes, puis égouttez. Ajouter le beurre et mélanger pour enrober les pommes de terre, puis saupoudrer de persil.

pommes de terre à la crème

Pour 4 à 6 portions

Les pommes de terre cuites au four à micro-ondes conservent leur saveur et leur couleur et ont une excellente texture. Vos nutriments seront préservés car la quantité d'eau utilisée pour la cuisson est minime. Cela permet d'économiser du carburant et il n'est pas nécessaire de laver la poêle : vous pouvez même faire cuire les pommes de terre dans leur propre bol de service. Épluchez les pommes de terre le plus finement possible pour préserver les vitamines.

900 g de pommes de terre pelées, coupées en morceaux
90 ml/6 cuillères à soupe d'eau bouillante
30-60 ml/2-4 cuillères à soupe de beurre ou de margarine
90 ml/6 cuillères à soupe de lait chaud
Sel et poivre noir fraîchement moulu

Placer les morceaux de pommes de terre dans 1,75 litre/3 pt/7½ tasse d'eau. Couvrir d'une pellicule plastique et couper en deux pour permettre à la vapeur de s'échapper. Cuire 15 à 16 minutes à puissance maximale, en retournant 4 fois, jusqu'à tendreté. Égoutter si nécessaire, puis mélanger jusqu'à consistance lisse, en fouettant alternativement le beurre ou la margarine et le lait. Saison. Lorsqu'il est léger et mousseux, écrasez-le avec une fourchette et faites chauffer, à découvert, à puissance maximale pendant 2 à 2 minutes et demie.

Pommes de terre à la crème au persil

Pour 4 à 6 portions

Préparez-le sous forme de purée de pommes de terre, mais mélangez 45 à 60 ml/3 à 4 cuillères à soupe de persil haché au mélange d'épices. Chauffer encore 30 secondes.

Pommes de terre crémeuses au fromage

Pour 4 à 6 portions

Préparez comme pour la crème de pomme de terre, mais mélangez 125 g de fromage à pâte dure râpé avec les épices. Réchauffer pendant 1½ minute.

Pommes de terre hongroises au paprika

Servi 4

50 g / 2 oz / ¼ tasse de margarine ou de saindoux

1 gros oignon, finement haché

750 g de pommes de terre coupées en petits morceaux

45 ml/3 cuillères à soupe de flocons de paprika séchés

10 ml/2 cuillères à café de paprika

5 ml/1 cuillère à café de sel

300 ml/½ pt/1¼ tasse d'eau bouillante

60 ml/4 cuillères à soupe de crème sure

Mettez la margarine ou le saindoux dans un bol de 1,75 litre. Chauffer à découvert à puissance élevée pendant 2 minutes jusqu'à ce qu'il grésille. Ajouter l'oignon. Cuire à découvert à puissance élevée pendant 2 minutes. Incorporer les pommes de terre, les flocons de piment, le paprika, le sel et l'eau bouillante. Couvrir d'une pellicule plastique et couper en deux pour permettre à la vapeur de s'échapper. Cuire à puissance élevée pendant 20 minutes en retournant le bol quatre fois. Laisser agir 5 minutes. Disposer sur des assiettes préchauffées et garnir de 15 ml/1 cuillère à soupe de crème sure.

Pommes de terre dauphines

6 est servi

Gratin Dauphinoise - une des grandes spécialités et gourmandises françaises. Servir avec une salade de feuilles ou des tomates rôties ou en accompagnement de viande, volaille, poisson et œufs.

900 g de pommes de terre à chair ferme, coupées en tranches très fines
1-2 gousses d'ail, écrasées
75 ml/5 cuillères à soupe de beurre fondu ou de margarine
175 g / 6 oz / 1½ tasse de fromage Emmental ou Gruyère (Suisse)
Sel et poivre noir fraîchement moulu
300 ml/½ point/1¼ tasse de lait entier
poivre

Pour ramollir les pommes de terre, placez-les dans un grand bol et couvrez d'eau bouillante. Laissez agir 10 minutes, puis égouttez. Mélangez l'ail avec du beurre ou de la margarine. Beurrer un bol profond d'un diamètre de 25 cm. En commençant et en terminant par les pommes de terre, remplissez le bol alternativement avec les tranches de pommes de terre, les 2/3 du fromage et les 2/3 du mélange de beurre, en saupoudrant de sel et de poivre entre les couches. Versez délicatement le lait sur le bord du bol, puis saupoudrez du reste du fromage et du beurre à l'ail. Saupoudrer de paprika. Couvrir d'une pellicule plastique et couper en deux pour permettre à la vapeur de s'échapper. Cuire à puissance élevée pendant 20 minutes en retournant le bol quatre fois. Les pommes de terre doivent être légèrement al dente comme les pâtes, mais si vous les aimez plus tendres, faites cuire à pleine puissance pendant encore 3 à 5 minutes. Laisser reposer 5 minutes, puis découvrir et servir.

Pommes de terre de Savoie

6 est servi

Préparez comme les pommes de terre Dauphine, mais remplacez le lait par du bouillon ou moitié vin blanc et moitié bouillon.

Pommes de terre château

6 est servi

Préparez comme les pommes de terre Dauphine, mais remplacez le lait par du cidre moyen.

Pommes de terre à la sauce aux amandes

Pour 4-5 personnes

450 g de pommes de terre nouvelles, pelées et non pelées
30 ml/2 cuillères à soupe d'eau
75 g / 3 oz / 1/3 tasse de beurre non salé (sucré)
75 g/3 oz/¾ tasse d'amandes effilées, grillées et effilées
15 ml/1 cuillère à soupe de jus de citron vert frais

Mettez les pommes de terre dans un bol de 1,5 litre avec de l'eau. Couvrir d'une pellicule plastique et couper en deux pour permettre à la vapeur de s'échapper. Cuire à puissance élevée pendant 11 à 12 minutes jusqu'à tendreté. Laissez reposer pendant que vous préparez la sauce. Mettez le beurre dans une tasse à mesurer et laissez-le fondre à découvert pendant 2 à 2½ minutes. Incorporer le reste des ingrédients. Mélanger avec les pommes de terre égouttées et servir.

Tomates moutarde et citron vert

Servi 4

*Le piquant frais rend la tomate attrayante comme accompagnement
de l'agneau et de la volaille, mais aussi du saumon et du
maquereau.*

4 grosses tomates, coupées en deux horizontalement
Sel et poivre noir fraîchement moulu
5 ml/1 cuillère à café de zeste de citron vert finement râpé
30 ml/2 cuillères à soupe de moutarde à grains entiers
le jus d'1 citron vert

Disposez les tomates en cercle, côté coupé vers le haut, sur le bord
d'une grande assiette. Saupoudrez de sel et de poivre. Mélangez
bien le reste des ingrédients et répartissez-le sur les tomates. Cuire à
découvert à pleine puissance pendant 6 minutes en retournant la
plaque trois fois. Laisser agir 1 minute.

Compote de concombre

Servi 4

1 concombre, pelé
30 ml/2 cuillères à soupe de beurre ou de margarine, température
ambiante
2,5-5 ml/½-1 cuillère à café de sel
30 ml/2 cuillères à soupe de graines de persil ou de coriandre
finement hachées.

Tranchez le concombre très finement, laissez-le reposer 30 minutes, puis essorez-le dans un torchon propre (serviette). Placez le beurre ou la margarine dans un bol de 1,25 litre et laissez-le décongeler à découvert pendant 1 à 1½ minutes. Incorporer le concombre et le sel et mélanger doucement jusqu'à ce qu'il soit bien enrobé de beurre. Couvrir d'une assiette et cuire à puissance élevée pendant 6 minutes en remuant deux fois. Découvrez et incorporez le persil ou la coriandre.

Compote de concombre au Pernod

Servi 4

Préparez comme une compote de concombre, mais ajoutez 15 ml/1 cuillère à soupe de Pernod au concombre.

Marc Espagnole

Servi 4

Un accompagnement estival pour la volaille et le poisson.

15 ml/1 cuillère à soupe d'huile d'olive
1 gros oignon, pelé et haché
3 grosses tomates blanchies, pelées et hachées
450 g de citrouille (citrouille), pelée et coupée en dés
15 ml/1 cuillère à soupe de marjolaine ou d'origan, haché
5 ml/1 cuillère à café de sel
Poivre noir fraîchement moulu

Dans un bol non couvert de 1,75 pinte/3 pt/7½ tasse, chauffer l'huile à feu vif pendant 1 minute. Incorporer l'oignon et les tomates. Couvrir d'une assiette et rôtir pendant 3 minutes. Mélanger tous les ingrédients restants, assaisonner de poivre. Couvrir d'une assiette et cuire à puissance élevée pendant 8 à 9 minutes jusqu'à ce que la pulpe soit tendre. Laisser agir 3 minutes.

Gratin de courgettes et tomates

Servi 4

3 tomates blanchies, pelées et hachées grossièrement
4 courgettes (courgettes), pelées, équeutées et tranchées finement
1 oignon, haché
15 ml/1 cuillère à soupe de vinaigre de malt ou de riz
30 ml/2 cuillères à soupe de persil plat haché
1 gousse d'ail, écrasée
Sel et poivre noir fraîchement moulu

31

75 ml/5 cuillères à soupe de cheddar ou d'Emmental râpé

Mettez les tomates, les courgettes, l'oignon, le vinaigre, le persil et l'ail dans un bol profond d'un diamètre de 20 cm. Assaisonner au goût et bien mélanger. Couvrir d'une pellicule plastique et couper en deux pour permettre à la vapeur de s'échapper. Cuire à puissance élevée pendant 15 minutes en retournant le bol 3 fois. Découvrir et saupoudrer de fromage. Soit faites griller de manière conventionnelle, soit pour gagner du temps, remettez au micro-ondes et chauffez à puissance élevée pendant 1 à 2 minutes jusqu'à ce que le fromage bouillonne et fonde.

Courgettes aux baies de genièvre

Pour 4-5 personnes

8 baies de genièvre
30 ml/2 cuillères à soupe de beurre ou de margarine
450 g de courgettes (courgettes), pelées, équeutées et tranchées
finement
2,5 ml/½ cuillère à café de sel

30 ml/2 cuillères à soupe de persil finement haché

Écrasez légèrement les baies de genièvre avec le dos d'une cuillère en bois. Mettez le beurre ou la margarine dans un bol profond d'un diamètre de 20 cm. Décongeler à découvert pendant 1 à 1½ minutes. Mélangez les baies de genièvre, les courgettes et le sel et répartissez uniformément sur le fond du bol. Couvrir d'une pellicule plastique et couper en deux pour permettre à la vapeur de s'échapper. Cuire à puissance élevée pendant 10 minutes en remuant le bol quatre fois. Laisser agir 2 minutes. Découvrez et saupoudrez de persil.

Beurrer des feuilles de Chine au Pernod

Servi 4

Les feuilles de Chine, croisement de texture et de saveur entre le chou blanc et la laitue ferme, constituent un légume cuit très appétissant et sont grandement rehaussées par l'ajout de Pernod, qui ajoute une subtile et subtile pointe d'anis.

675 g de feuilles de Chine, râpées

50 g de beurre ou de margarine

15 ml/1 cuillère à soupe de Pernod

2,5-5 ml/½-1 cuillère à café de sel

Placez les feuilles hachées dans un bol de 2 litres. Dans un autre bol, faire fondre le beurre ou la margarine pendant 2 minutes. Ajoutez-y le chou avec le Pernod et le sel et mélangez délicatement. Couvrir d'une assiette et cuire à puissance élevée pendant 12 minutes en remuant deux fois. Laisser reposer 5 minutes avant de servir.

Germes de soja à la chinoise

Servi 4

450 g de germes de soja frais

10 ml/2 cuillères à café de sauce soja noire

5 ml/1 cuillère à café de sauce Worcestershire

5 ml/1 cuillère à café de sel d'oignon

Mettez tous les ingrédients ensemble dans un grand bol. Placer dans un plat allant au four de 20 cm de profondeur (faitout). Couvrir d'une assiette et cuire 5 minutes au réglage le plus élevé. Laisser reposer 2 minutes, puis remuer et servir.

carotte à l'orange

Pour 4 à 6 portions

50 g de beurre ou de margarine
450 g de carottes râpées
1 oignon, râpé
15 ml/1 cuillère à soupe de jus d'orange frais

5 ml/1 cuillère à café de zeste d'orange finement râpé

5 ml/1 cuillère à café de sel

Mettez le beurre ou la margarine dans un bol profond d'un diamètre de 20 cm. Faire fondre à découvert, décongeler pendant 1½ minutes. Ajouter tous les ingrédients restants et bien mélanger. Couvrir d'une pellicule plastique et couper en deux pour permettre à la vapeur de s'échapper. Cuire à puissance élevée pendant 15 minutes en retournant le bol deux fois. Laisser reposer 2 à 3 minutes avant de servir.

Compote de chicorée

Servi 4

*Un accompagnement de légumes inhabituel au goût légèrement
d'asperge. Servi avec des œufs et des plats de volaille.*

4 têtes de chicorée (endive belge)
30 ml/2 cuillères à soupe de beurre ou de margarine
1 cube de bouillon de légumes
15 ml/1 cuillère à soupe d'eau bouillante
2,5 ml/½ cuillère à café de sel d'oignon
30 ml/2 cuillères à soupe de jus de citron

Coupez la chicorée et retirez toutes les feuilles extérieures meurtries
ou endommagées. Retirez progressivement le noyau en forme de
cône du fond pour réduire l'amertume. Coupez la chicorée en
tranches de 1,5 cm/½ d'épaisseur et placez-la dans un faitout de
1,25 L/2¼ Pt/5½ tasse. Séparément, décongelez le beurre ou la
margarine pendant 1,5 minute. Versez dessus la chicorée. Écrasez
les cubes de bouillon dans l'eau bouillante, ajoutez le sel et le jus de
citron. Versez dessus la chicorée. Couvrir d'une pellicule plastique
et couper en deux pour permettre à la vapeur de s'échapper. Cuire à
puissance élevée pendant 9 minutes en retournant le bol 3 fois.
Laisser reposer 1 minute avant de servir avec le jus du bol.

Compote de carottes au citron vert

Servi 4

Un plat de carottes à l'orange intense destiné aux ragoûts de viande et de gibier.

450 g de carottes coupées en fines tranches
60 ml/4 cuillères à soupe d'eau bouillante
30 ml/2 cuillères à soupe de beurre
1,5 ml/¼ cuillère à café de curcuma
5 ml/1 cuillère à café de zeste de citron vert finement râpé

Placez les carottes dans un bol de 1,25 litre d'eau bouillante. Couvrir d'une pellicule plastique et couper en deux pour permettre à la vapeur de s'échapper. Cuire à puissance élevée pendant 9 minutes en retournant le bol 3 fois. Laisser agir 2 minutes. libérer.

Incorporer immédiatement le beurre, le curcuma et le zeste de citron vert. Mangez tôt.

Fenouil au Xérès

Servi 4

900 grammes de fenouil
50 g de beurre ou de margarine
2,5 ml/½ cuillère à café de sel
7,5 ml/1½ cuillère à café de moutarde française
30 ml/2 cuillères à soupe de xérès demi-sec
2,5 ml/½ cuillère à café séché ou 5 ml/1 cuillère à café d'estragon
frais haché

Lavez et séchez le fenouil. Jetez toutes les zones brunes, mais laissez sur les "doigts" et les feuilles vertes. Faire fondre le beurre ou la margarine, à découvert, 1½ à 2 minutes pour les décongeler. Incorporer délicatement le reste des ingrédients. Coupez chaque tête de fenouil en quatre et placez-la dans un bol profond de 25 cm. Badigeonner du mélange de beurre. Couvrir d'une assiette et cuire à puissance élevée pendant 20 minutes en retournant le bol quatre fois. Laisser reposer 7 minutes avant de servir.

Poireaux braisés au vin et jambon

Servi 4

5 poireaux étroits, environ 450 g au total
30 ml/2 cuillères à soupe de beurre ou de margarine, température
ambiante
225 g / 8 oz / 2 tasses de jambon cuit, tranché
60 ml/4 cuillères à soupe de vin rouge
Sel et poivre noir fraîchement moulu

Coupez les extrémités de la barbe des poireaux, puis coupez la «
jupe » verte de chacun sauf 10 cm/4 pouces. Coupez soigneusement
le poireau en deux dans le sens de la longueur, presque jusqu'à la
pointe. Lavez soigneusement entre les feuilles sous l'eau froide
courante pour éliminer toute saleté ou sable. Mettez le beurre ou la
margarine dans un plat de 25 x 20 cm. Faites fondre le décongelé
pendant 1 à 1½ minutes, puis étalez-le sur le fond et les côtés.
Étalez les poireaux en une seule couche sur le fond. Couvrir de
jambon et de vin et assaisonner. Couvrir d'une pellicule plastique et
couper en deux pour permettre à la vapeur de s'échapper. Cuire à

puissance élevée pendant 15 minutes en retournant le bol deux fois. Laisser agir 5 minutes.

Poireaux braisés

Servi 4

5 poireaux étroits, environ 450 g au total
30 ml/2 cuillères à soupe de beurre ou de margarine
60 ml/4 cuillères à soupe de bouillon de légumes
Sel et poivre noir fraîchement moulu

Coupez les extrémités de la barbe des poireaux, puis coupez la « jupe » verte de chacun sauf 10 cm/4 pouces. Coupez soigneusement le poireau en deux dans le sens de la longueur, presque jusqu'à la pointe. Lavez soigneusement entre les feuilles sous l'eau froide courante pour éliminer toute saleté ou sable. Couper en tranches de 1,5 cm/½ d'épaisseur. Placer dans une cocotte de 1,75 litre. Dans un autre bol, faire fondre le beurre ou la margarine pendant 1,5 minute. Ajouter le bouillon et bien assaisonner. Répartissez les poireaux sur les poireaux. Couvrir d'une assiette et cuire à feu vif pendant 10 minutes en remuant deux fois.

Céleri cuit à la vapeur

Servi 4

Préparez comme pour une compote de poireaux, mais remplacez les poireaux par 450 g de céleri lavé. Si vous le souhaitez, ajoutez un petit oignon haché et faites revenir encore 1 minute et demie.

Poivrons farcis à la viande

Servi 4

4 verts (poivrons).
30 ml/2 cuillères à soupe de beurre ou de margarine
1 oignon, finement haché
225 g / 8 oz / 2 tasses de bœuf haché maigre (bœuf haché).
30 ml/2 cuillères à soupe de riz à grains longs
5 ml/1 cuillère à café de mélange d'herbes séchées
5 ml/1 cuillère à café de sel
120 ml/4 fl oz/¼ tasse d'eau chaude

Coupez le dessus des poivrons et réservez-les. Jetez les fibres internes et les graines de chaque poivron. Coupez un mince morceau de chaque base pour qu'il tienne debout sans basculer.

Mettez le beurre ou la margarine dans un bol et faites chauffer à feu vif pendant 1 minute. Ajouter l'oignon. Cuire à découvert à plein gaz pendant 3 minutes. Incorporez la viande et brisez-la avec une fourchette. Cuire à découvert à plein gaz pendant 3 minutes. Incorporer le riz, les herbes, le sel et 60 ml/4 cuillères à soupe d'eau. Versez le mélange dans les poivrons. Disposer verticalement et côte à côte dans un bol propre et profond. Mettez les couvercles et versez le reste d'eau dans le bol autour des poivrons pour la sauce. Couvrir d'une pellicule plastique et couper en deux pour permettre à la vapeur de s'échapper. Cuire à puissance élevée pendant 15 minutes en retournant le bol deux fois. Laisser reposer 10 minutes avant de servir.

Poivrons farcis à la viande et aux tomates

Servi 4

Préparez comme pour les poivrons farcis à la viande, mais remplacez l'eau par du jus de tomate sucré avec 10 ml/2 cuillères à café de sucre semoule.

Poivrons farcis à la dinde au citron et au thym

Servi 4

Préparez comme pour les poivrons farcis à la viande, mais remplacez la dinde hachée par du bœuf haché et 2,5 ml/½ cuillère à café de thym aux herbes mélangées. Ajoutez 5 ml/1 cuillère à café de zeste de citron finement râpé.

Champignons à la crème à la polonaise

6 est servi

Commun en Pologne et en Russie, où les champignons occupent une place de choix sur chaque table. A manger avec des pommes de terre nouvelles et des œufs durs.

30 ml/2 cuillères à soupe de beurre ou de margarine
450 grammes de champignons
30 ml/2 cuillères à soupe de fécule de maïs (amidon de maïs)

30 ml/2 cuillères à soupe d'eau froide

300 ml/½ point/1¼ tasse de crème sure

10 ml/2 cuillères à café de sel

Ajoutez le beurre ou la margarine dans un bol profond de 2,25 litres. Faire fondre à découvert, décongeler pendant 1½ minutes. Incorporer les champignons. Couvrir d'une assiette et cuire à feu vif pendant 5 minutes en remuant deux fois. Mélangez la semoule de maïs avec de l'eau jusqu'à consistance lisse et incorporez la crème. Incorporer délicatement aux champignons. Couvrir comme avant et cuire à puissance élevée pendant 7 à 8 minutes, en remuant trois fois, jusqu'à épaississement et crémeux. Salez et dégustez aussitôt.

Champignons au poivre

pour 6 personnes

Préparez-vous comme des champignons à la crème à la polonaise, mais ajoutez 1 gousse d'ail écrasée au beurre ou à la margarine avant de la faire fondre. Mélangez 15 ml/1 cuillère à soupe de purée de tomates et de poivrons aux champignons. Servir avec des petites nouilles.

champignons au curry

pour 6 personnes

Préparez-vous comme des champignons à la crème à la polonaise, mais ajoutez 15 à 30 ml/1 à 2 cuillères à soupe de pâte de curry douce et une gousse d'ail pressée au beurre ou à la margarine avant de les faire fondre. Remplacez la crème par du yaourt nature épais et mélangez-y 10 ml/2 cuillères à café de sucre cristallisé et de sel. Servir avec du riz.

Dhal de lentilles

6-7 portions

Enraciné en Inde, ce dhal de lentilles est incontestablement oriental et parfumé d'innombrables épices. Il peut être servi soit en accompagnement d'un curry, soit seul avec du riz comme repas nutritif et complet.

50 g de ghee, beurre ou margarine

4 oignons, hachés

1-2 gousses d'ail, écrasées

225 g / 8 oz / 11/3 tasses de lentilles oranges, soigneusement rincées

5 ml/1 cuillère à café de curcuma

5 ml/1 cuillère à café de paprika

2,5 ml/½ cuillère à café de gingembre moulu

20 ml/4 cuillères à café de garam masala

1,5 ml/¼ cuillère à café de poivre de Cayenne

Graines de 4 gousses de cardamome verte

15 ml/1 cuillère à soupe de concentré de tomate (pâte)

750 ml/1¼ points/3 tasses d'eau bouillante

7,5 ml/1½ cuillère à café de sel

Feuilles de coriandre hachées pour la garniture

Placez le ghee, le beurre ou la margarine dans une cocotte de 1,75 litre. Chauffer à découvert à puissance élevée pendant 1 minute.

Incorporer l'oignon et l'ail. Couvrir d'une assiette et rôtir pendant 3 minutes. Mélanger tous les ingrédients restants. Couvrir d'une assiette et cuire 15 minutes au réglage le plus élevé en remuant 4 fois. Laisser agir 3 minutes. S'il est trop épais à votre goût, diluez-le avec un peu d'eau bouillante. Remuer à la fourchette et servir garni de coriandre.

Dhal aux oignons et tomates

6-7 portions

3 oignons

50 g de ghee, beurre ou margarine

1-2 gousses d'ail, écrasées

225 g / 8 oz / 11/3 tasses de lentilles oranges, soigneusement rincées

3 tomates blanchies, pelées et hachées

5 ml/1 cuillère à café de curcuma

5 ml/1 cuillère à café de paprika

2,5 ml/½ cuillère à café de gingembre moulu

20 ml/4 cuillères à café de garam masala

1,5 ml/¼ cuillère à café de poivre de Cayenne

Graines de 4 gousses de cardamome verte

15 ml/1 cuillère à soupe de concentré de tomate (pâte)

750 ml/1¼ points/3 tasses d'eau bouillante

7,5 ml/1½ cuillère à café de sel

1 gros oignon, tranché finement

10 ml/2 cuillères à café d'huile de tournesol ou de maïs

Hachez finement 1 oignon et hachez le reste. Placez le ghee, le beurre ou la margarine dans une cocotte de 1,75 litre. Chauffer à découvert à puissance élevée pendant 1 minute. Incorporer l'oignon et l'ail hachés. Couvrir d'une assiette et rôtir pendant 3 minutes.

Mélanger tous les ingrédients restants. Couvrir d'une assiette et cuire à feu vif pendant 15 minutes en remuant quatre fois. Laisser agir 3 minutes. S'il est trop épais à votre goût, diluez-le avec un peu d'eau bouillante. Divisez l'oignon haché en rondelles et faites-le revenir (rôti) dans l'huile comme d'habitude jusqu'à ce qu'il soit légèrement doré et croustillant. Avant de servir, gonflez le dhal à la fourchette, garni de rondelles d'oignon.

Madras aux légumes

Servi 4

25 g/1 oz/2 cuillères à soupe de ghee ou 15 ml/1 cuillère à soupe
d'huile d'arachide

1 oignon pelé et haché

1 poireau, tranché et coupé en dés

2 gousses d'ail, écrasées

15 ml/1 cuillère à soupe de curry fort

5 ml/1 cuillère à café de cumin moulu

5 ml/1 cuillère à café de garam masala

2,5 ml/½ cuillère à café de curcuma

Jus d'1 petit citron

150 ml/¼ Pt/2/3 tasse de bouillon de légumes

30 ml/2 cuillères à soupe de concentré de tomate (pâte)

30 ml/2 cuillères à soupe de noix de cajou grillées

450 g de légumes racines bouillis mélangés, coupés en cubes

175 g de riz brun, cuit

Popadoms à servir

Placez le ghee ou l'huile dans un bol de 2,5 litres / 4½ points / 11 tasses. Chauffer à découvert à puissance élevée pendant 1 minute. Ajouter l'oignon, le poireau et l'ail et bien mélanger. Cuire à découvert à plein gaz pendant 3 minutes. Ajouter la poudre de curry, le cumin, le garam masala, le curcuma et le jus de citron. Cuire à découvert à feu vif pendant 3 minutes en remuant deux fois. Ajouter le bouillon, la purée de tomates et les noix de cajou. Couvrir d'une assiette inversée et rôtir pendant 5 minutes. Incorporer les légumes. Couvrir comme avant et chauffer à feu vif pendant 4 minutes. Servir avec du riz brun et des papadams.

Curry de légumes mélangés

6 est servi

3 livres de légumes mélangés, comme des poivrons rouges ou verts ; courgettes (courgettes); aubergines non pelées (aubergines); carottes; patates; Choux de Bruxelles ou brocoli; oignon; poireau

30 ml/2 cuillères à soupe d'huile d'arachide (cacahuète) ou de maïs

2 gousses d'ail, écrasées

60 ml/4 cuillères à soupe de concentré de tomate (pâte)

45 ml/3 cuillères à soupe de garam masala

30 ml/2 cuillères à soupe de curry doux, moyen ou piquant

5 ml/1 cuillère à café de coriandre moulue (coriandre)

5 ml/1 cuillère à café de cumin moulu

15 ml/1 cuillère à café de sel

1 grande feuille de laurier

400 g / 14 oz / 1 grosse boîte de tomates en dés

15 ml/1 cuillère à soupe de sucre cristallisé

150 ml/¼ pt/2/3 tasse d'eau bouillante

250 g / 9 oz / généreux 1 tasse de riz basmati ou à grains longs, cuit

Yaourt nature épais à servir

Préparez tous les légumes selon la variété. Si nécessaire, coupez-le en petits cubes ou hachez-le. Placer dans un bol profond de 2,75 pintes/5 points/12 tasses. Mélangez tous les ingrédients restants sauf l'eau bouillante et le riz. Couvrir d'une grande assiette et cuire 25 à 30 minutes à feu vif, en remuant 4 fois, jusqu'à ce que les légumes soient tendres mais toujours al dente. Retirez la feuille de laurier, mélangez avec de l'eau et assaisonnez avec des épices - le curry aura peut-être besoin d'un peu plus de sel. Servir avec du riz et un bol de yaourt blanc épais.

Salade méditerranéenne à la gelée

6 est servi

300 ml/½ Pt/1¼ tasse de bouillon de légumes froid ou d'eau de
cuisson des légumes
15 ml/1 cuillère à soupe de gélatine moulue
45 ml/3 cuillères à soupe de jus de tomate
45 ml/3 cuillères à soupe de vin rouge
1 poivron vert épépiné et coupé en lanières
2 tomates blanchies, pelées et hachées
30 ml/2 cuillères à soupe de câpres égouttées
50 g /2 oz/¼ tasse de cornichons tranchés
12 olives farcies, coupées en tranches
10 ml/2 cuillères à café de sauce aux anchois

Placez 45 ml/3 cuillères à soupe de bouillon ou d'eau de cuisson de

légumes dans un bol. Incorporer la gélatine. Laisser ramollir 5

minutes. Décongeler à découvert pendant 2 à 2½ minutes. Versez le

jus de tomate et le vin sur le reste du bouillon. Laisser refroidir,

couvrir et réfrigérer jusqu'à ce qu'il commence à épaissir et à

prendre. Placer les lanières de poivrons dans un bol et couvrir d'eau

bouillante. Laisser ramollir 5 minutes, puis égoutter. Mélangez les lanières de tomates et de poivrons à la gelée avec tous les autres ingrédients. Transférer dans un plat ou une bassine humidifié de 1,25 litre/2¼ point/5½ tasse. Couvrir et réfrigérer pendant plusieurs heures jusqu'à ce que le tout soit pris. Pour servir, plongez le bol ou le plat dans un bol d'eau chaude et soulevez-le pour le desserrer, puis passez délicatement un couteau chaud et humide sur les côtés. Démoulez sur une assiette humide avant de servir. (Le mouillage empêche la gelée de coller.)

Salade grecque en gelée

6 est servi

Préparez-la comme une salade de gelée méditerranéenne, mais omettez les câpres et les cornichons marinés (concombres). Ajoutez 125 g/4 oz/1 tasse de fromage feta finement haché et 1 petit oignon haché. Remplacez les olives farcies par des olives noires dénoyautées.

Salade de gelée russe

6 est servi

Préparez-la comme une salade méditerranéenne en gelée, mais remplacez le jus de tomate et le vin par 90 ml/6 cuillères à soupe de mayonnaise et de tomate et (poivre) 225 g/8 oz/2 tasses de carottes et de pommes de terre hachées. Ajoutez 30 ml/2 cuillères à soupe de petits pois cuits.

Salade de chou à la mayonnaise à la moutarde

6 est servi

900 g de chou-rave

75 ml/5 cuillères à soupe d'eau bouillante

5 ml/1 cuillère à café de sel

10 ml/2 cuillères à café de jus de citron

60-120 ml/4-6 cuillères à soupe de mayonnaise épaisse

10-20 ml/2-4 cuillères à café de moutarde à grains entiers

Radis hachés pour la garniture

Épluchez le chou, lavez-le bien et coupez chaque tête en huit morceaux. Placer dans un bol de 1,25 litre avec de l'eau, du sel et du jus de citron. Couvrir d'une pellicule plastique et couper en deux pour permettre à la vapeur de s'échapper. Cuire 10 à 15 minutes à puissance élevée, en retournant le bol 3 fois, jusqu'à ce qu'il soit tendre. Égoutter et trancher ou couper en dés et placer dans un bol à mélanger. Mélangez la mayonnaise et la moutarde et incorporez le chou-rave à ce mélange jusqu'à ce que les morceaux soient bien enrobés. Disposer sur une assiette de service et garnir de tranches de radis.

Coupes de betteraves, céleri et pommes

6 est servi

60 ml/4 cuillères à soupe d'eau froide

15 ml/1 cuillère à soupe de gélatine moulue

225 ml / 8 fl oz / 1 tasse de jus de pomme

30 ml/2 cuillères à soupe de vinaigre de framboise

5 ml/1 cuillère à café de sel

225 g de betterave cuite (non marinée), grossièrement râpée

1 pomme comestible (de dessert), pelée et grossièrement râpée

1 branche de céleri, coupée en fines branchettes

1 petit oignon, haché

Versez 45 ml/3 cuillères à soupe d'eau froide dans un petit bol et incorporez la gélatine. Laisser ramollir 5 minutes. Décongeler à découvert pendant 2 à 2½ minutes. Incorporer le reste de l'eau froide, le jus de pomme, le vinaigre et le sel. Laisser refroidir, couvrir et réfrigérer jusqu'à ce qu'il commence à épaissir et à prendre. Ajouter la betterave, la pomme, le céleri et l'oignon à la gelée semi-solide et remuer doucement jusqu'à ce que le tout soit bien mélangé. Transférer dans six petites tasses humidifiées, puis couvrir et réfrigérer jusqu'à ce que le mélange soit pris et ferme. Démoulez sur des assiettes individuelles.

Tasse Waldorf simulée

6 est servi

Préparez comme pour les coupes de betteraves rouges, de céleri et de pommes, mais ajoutez 30 ml/2 cuillères à soupe de noix hachées aux légumes et aux pommes.

Salade de céleri à l'ail, mayonnaise et pistaches

6 est servi
59

900 g de céleri (céleri-rave)
300 ml/½ pt/1¼ tasse d'eau froide
15 ml/1 cuillère à soupe de jus de citron
7,5 ml/1½ cuillère à café de sel
1 gousse d'ail, écrasée
45 ml/3 cuillères à soupe de pistaches hachées grossièrement
60-120 ml/4-8 cuillères à soupe de mayonnaise épaisse
Feuilles de chicorée et pistaches entières pour la garniture

Épluchez le céleri épaisse, lavez-le bien et coupez chaque tête en huit morceaux. Placer dans un bol de 2,25 litres avec de l'eau, du jus de citron et du sel. Couvrir d'une pellicule plastique et couper en deux pour permettre à la vapeur de s'échapper. Cuire à puissance élevée pendant 20 minutes en retournant le bol quatre fois. Égoutter, hacher et placer dans un bol à mélanger. Ajouter l'ail et les pistaches hachées. Pendant qu'il est encore chaud, mélangez avec la mayonnaise jusqu'à ce que les morceaux de céleri soient bien enrobés. Transférer à une assiette de service. Garnir de feuilles de chicorée et de pistaches avant de servir, encore légèrement tièdes si possible.

Salade continentale de céleri

Servi 4

La combinaison de saveurs subtiles et complémentaires en fait une

salade de Noël idéale pour accompagner de la dinde froide et du

jambon.

750 g de céleri (céleri-rave)

75 ml/5 cuillères à soupe d'eau bouillante

5 ml/1 cuillère à café de sel

10 ml/2 cuillères à café de jus de citron

Pour l'habillage :

30 ml/2 cuillères à soupe d'huile de maïs ou de tournesol

15 ml/1 cuillère à soupe de vinaigre de malt ou de cidre de pomme

15 ml/1 cuillère à soupe de moutarde manufacturée

2,5-5 ml/½-1 cuillère à café de cumin

1,5 ml/¼ cuillère à café de sel

5 ml/1 cuillère à café de sucre en poudre (très fin)

Poivre noir fraichement moulu

Épluchez le céleri et coupez-le en petits cubes. Versez dans un bol
de 1,75 litre. Ajouter l'eau bouillante, le sel et le jus de citron.
Couvrir d'une pellicule plastique et couper en deux pour permettre à
la vapeur de s'échapper. Cuire 10 à 15 minutes à puissance élevée,
en retournant le bol 3 fois, jusqu'à ce qu'il soit tendre. libérer.
Fouetter soigneusement tous les ingrédients restants. Ajouter au
céleri chaud et bien mélanger. Couvrir et laisser refroidir. Servir à
température ambiante.

Servi 4

Préparez-la comme une salade de céleri continentale, mais ajoutez en même temps 4 tranches de bacon grillées et émiettées, ainsi que la vinaigrette.

Salade d'artichauts aux poivrons et œufs dans une vinaigrette chaude

6 est servi

400 g / 14 oz / 1 grande boîte de cœurs d'artichauts, égouttés
400 g / 14 oz / 1 grande boîte de piments rouges, égouttés
10 ml/2 cuillères à café de vinaigre de vin rouge
60 ml/4 cuillères à soupe de jus de citron
125 ml/4 fl oz/½ tasse d'huile d'olive
1 gousse d'ail, écrasée
5 ml/1 cuillère à café de moutarde continentale
5 ml/1 cuillère à café de sel
5 ml/1 cuillère à café de sucre en poudre (très fin)
4 gros œufs durs, pelés et râpés
225 g / 8 oz / 2 tasses de fromage feta, coupé en dés

Coupez les artichauts en deux et coupez les piments en lanières. Disposer en alternance sur une grande assiette en laissant un puits au centre. Dans un petit bol, mélanger le vinaigre, le jus de citron, l'huile, l'ail, la moutarde, le sel et le sucre. Chauffer 1 minute à découvert et fouetter deux fois. Disposez les œufs et le fromage en tas au milieu de la salade et versez délicatement la vinaigrette tiède dessus.

Garniture à la sauge et à l'oignon

Donne 225-275g / 8-10oz / 11/3-12/3 tasses

Pour le porc.

25 g/1 oz/2 cuillères à soupe de beurre ou de margarine
2 oignons précuits (voir tableau page 45), hachés
125 g / 4 oz / 2 tasses de chapelure blanche ou brune
5 ml/1 cuillère à café de sauge séchée
Un peu d'eau ou de lait
Sel et poivre noir fraîchement moulu

Mettez le beurre ou la margarine dans un bol de 1 litre. Chauffer à découvert à puissance élevée pendant 1 minute. Incorporer l'oignon. Cuire à découvert à puissance élevée pendant 3 minutes, en remuant toutes les minutes. Incorporer la chapelure, la sauge et suffisamment d'eau ou de lait pour obtenir une consistance friable. Assaisonner selon l'envie. Utiliser froid.

Garniture au pesto de céleri

Donne 225-275g / 8-10oz / 11/3-12/3 tasses

Pour poissons et volailles.

Préparez comme pour la garniture à la sauge et à l'oignon, mais remplacez l'oignon par 2 branches de céleri finement hachées. Incorporer 10 ml/2 cuillères à café de pesto vert avant d'assaisonner.

Garniture de poireaux et de tomates

Donne 225-275g / 8-10oz / 11/3-12/3 tasses

Pour viande et volaille.

25 g/1 oz/2 cuillères à soupe de beurre ou de margarine
2 poireaux, partie blanche seulement, tranchés très finement
2 tomates blanchies, pelées et hachées
125 g / 4 oz / 2 tasses de chapelure blanche fraîche
Sel et poivre noir fraîchement moulu
bouillon de poulet si besoin

Mettez le beurre ou la margarine dans un bol de 1 litre. Chauffer à découvert à puissance élevée pendant 1 minute. Incorporer les poireaux. Cuire à découvert à puissance élevée pendant 3 minutes et remuer 3 fois. Incorporer les tomates et la chapelure et assaisonner. Si nécessaire, attachez avec un bâton. Utiliser froid.

garniture au bacon

Donne 225-275g / 8-10oz / 11/3-12/3 tasses

Pour viandes, volailles et poissons forts.

4 tranches de bacon, coupées en petits morceaux
25 g/1 oz/2 cuillères à soupe de beurre, de margarine ou de saindoux
125 g / 4 oz / 2 tasses de chapelure blanche fraîche
5 ml/1 cuillère à café de sauce Worcestershire
5 ml/1 cuillère à café de moutarde manufacturée
2,5 ml/½ cuillère à café de mélange d'herbes séchées
Sel et poivre noir fraîchement moulu
du lait, éventuellement

Placez le bacon dans un bol de 1 litre avec le beurre, la margarine ou le saindoux. Cuire 2 minutes à découvert en remuant une fois. Incorporer la chapelure, la sauce Worcestershire, la moutarde et les herbes et assaisonner au goût. Si nécessaire, épaississez avec du lait.

Garniture au bacon et aux abricots

Donne 225-275g / 8-10oz / 11/3-12/3 tasses

Pour la volaille et le gibier

Préparez-le comme une garniture au bacon, mais ajoutez 6 moitiés d'abricots bien lavées et grossièrement hachées avec les herbes.

Garniture aux champignons, citron et thym

Donne 225-275g / 8-10oz / 11/3-12/3 tasses

Pour la volaille.

25 g/1 oz/2 cuillères à soupe de beurre ou de margarine
125 g de champignons coupés en tranches
5 ml/1 cuillère à café de zeste de citron finement râpé
2,5 ml/½ cuillère à café de thym séché
1 gousse d'ail, écrasée
125 g / 4 oz / 2 tasses de chapelure blanche fraîche
Sel et poivre noir fraîchement moulu
du lait, éventuellement

Mettez le beurre ou la margarine dans un bol de 1 litre. Chauffer à découvert à puissance élevée pendant 1 minute. Incorporer les champignons. Cuire à découvert à feu vif pendant 3 minutes en remuant deux fois. Incorporer le zeste de citron, le thym, l'ail et la chapelure et assaisonner au goût. Épaissir avec du lait seulement si la garniture reste sèche. Utiliser froid.

Garniture aux poireaux et aux champignons

Donne 225-275g / 8-10oz / 11/3-12/3 tasses

Pour volailles, légumes et poissons.

25 g/1 oz/2 cuillères à soupe de beurre ou de margarine
1 poireau, partie blanche seulement, émincé très finement
125 g de champignons coupés en tranches
125 g / 4 oz / 2 tasses de chapelure brune fraîche
30 ml/2 cuillères à soupe de persil haché
Sel et poivre noir fraîchement moulu
du lait, éventuellement

Mettez le beurre ou la margarine dans un bol de 1,25 litre. Chauffer à découvert à puissance élevée pendant 1 minute. Incorporer les poireaux. Cuire 2 minutes à découvert en remuant une fois. Incorporer les champignons. Cuire à découvert pendant 2 minutes et remuer deux fois. Incorporer la chapelure et le persil et assaisonner au goût. Épaissir avec du lait seulement si la garniture reste sèche. Utiliser froid.

Rempli de jambon et d'ananas

Donne 225-275g / 8-10oz / 11/3-12/3 tasses

Pour la volaille.

25 g/1 oz/2 cuillères à soupe de beurre ou de margarine
1 oignon, finement haché
1 rondelle d'ananas frais, la peau retirée et la pulpe hachée
75 g de jambon cuit tranché
125 g / 4 oz / 2 tasses de chapelure blanche fraîche
Sel et poivre noir fraîchement moulu

Mettez le beurre ou la margarine dans un bol de 1 litre. Chauffer à découvert à puissance élevée pendant 1 minute. Incorporer l'oignon. Cuire 2 minutes à découvert en remuant une fois. Incorporer l'ananas et le jambon. Cuire à découvert pendant 2 minutes et remuer deux fois. Ajouter la chapelure et assaisonner. Utiliser froid.

Garniture asiatique aux champignons de cajou

Donne 225-275g / 8-10oz / 11/3-12/3 tasses

Pour volailles et poissons.

25 g/1 oz/2 cuillères à soupe de beurre ou de margarine
6 oignons nouveaux (oignons verts), hachés
125 g de champignons coupés en tranches
125 g / 4 oz / 2 tasses de chapelure brune fraîche
45 ml/3 cuillères à soupe de noix de cajou grillées
30 ml/2 cuillères à soupe de feuilles de coriandre (coriandre).
Sel et poivre noir fraîchement moulu
sauce soja, facultatif

Mettez le beurre ou la margarine dans un bol de 1,25 litre. Chauffer à découvert à puissance élevée pendant 1 minute. Incorporer l'oignon. Cuire 2 minutes à découvert en remuant une fois. Incorporer les champignons. Cuire à découvert pendant 2 minutes et remuer deux fois. Incorporer la chapelure, les noix de cajou et la coriandre et assaisonner au goût. Épaissir avec de la sauce soja seulement si la garniture reste sèche. Utiliser froid.

Garniture au jambon et aux carottes

Donne 225-275g / 8-10oz / 11/3-12/3 tasses

Pour volaille, agneau et gibier.

Préparez comme pour la garniture au jambon et à l'ananas, mais remplacez l'ananas par 2 carottes râpées.

Rempli de jambon, banane et maïs

Donne 225-275g / 8-10oz / 11/3-12/3 tasses

Pour la volaille.

Préparez-la comme garniture au jambon et à l'ananas, mais remplacez l'ananas par 1 petite banane grossièrement écrasée. Ajoutez 30 ml/2 cuillères à soupe de maïs avec la chapelure.

Garniture italienne

Donne 225-275g / 8-10oz / 11/3-12/3 tasses

Pour l'agneau, la volaille et le poisson.

30 ml/2 cuillères à soupe d'huile d'olive
1 gousse d'ail
1 branche de céleri, haché finement
2 tomates blanchies, pelées et hachées grossièrement
12 olives noires dénoyautées, coupées en deux
10 ml/2 cuillères à café de feuilles de basilic hachées
125 g / 4 oz / 2 tasses de chapelure italienne fraîche comme une ciabatta
Sel et poivre noir fraîchement moulu

Mettez l'huile d'olive dans un bol d'un volume de 1 litre. Chauffer à découvert à puissance élevée pendant 1 minute. Incorporer l'ail et le céleri. Cuire à découvert pendant 2½ minutes, en remuant une fois. Mélangez tous les ingrédients restants. Utiliser froid.

Garniture espagnole

Donne 225-275g / 8-10oz / 11/3-12/3 tasses

Pour poissons et volailles corsés.

Préparez-la comme une farce italienne, mais remplacez les olives noires dénoyautées par des olives farcies coupées en deux. Utilisez de la chapelure blanche ordinaire au lieu de la chapelure italienne et ajoutez 30 ml/2 cuillères à soupe d'amandes hachées et grillées.

Garniture à l'orange et à la coriandre

Donne 175 g / 6 oz / 1 tasse

Pour viande et volaille.

25 g/1 oz/2 cuillères à soupe de beurre ou de margarine

1 petit oignon, finement haché

125 g / 4 oz / 2 tasses de chapelure blanche fraîche

Zeste finement râpé et jus d'1 orange

45 ml/3 cuillères à soupe de feuilles de coriandre finement hachées.

Sel et poivre noir fraîchement moulu

du lait, éventuellement

Mettez le beurre ou la margarine dans un bol de 1 litre. Chauffer à découvert à puissance élevée pendant 1 minute. Incorporer l'oignon. Cuire à découvert à température plus élevée pendant 3 minutes, en remuant une fois. Incorporer la chapelure, le zeste et le jus d'orange ainsi que la coriandre (coriandre) et assaisonner. Épaissir avec du lait seulement si la garniture reste sèche. Utiliser froid.

Garniture à la chaux

Donne 175 g / 6 oz / 1 tasse

Pour le poisson.

Préparez comme pour la garniture à l'orange et à la coriandre, mais remplacez l'orange par le zeste râpé et le jus d'un citron vert.

Garniture à l'orange et à l'abricot

Donne 275 g/10 oz/12/3 tasses

Pour viandes et volailles fortes.

125 g d'abricots secs lavés
Thé noir chaud
25 g/1 oz/2 cuillères à soupe de beurre ou de margarine
1 petit oignon, haché
5 ml/1 cuillère à café de zeste d'orange finement râpé
jus d'1 orange
125 g / 4 oz / 2 tasses de chapelure blanche fraîche

Sel et poivre noir fraîchement moulu

Faites tremper les abricots dans du thé chaud pendant au moins 2 heures. Égoutter et couper en petits morceaux avec des ciseaux. Mettez le beurre ou la margarine dans un bol de 1,25 litre. Chauffer à découvert à puissance élevée pendant 1 minute. Ajouter l'oignon. Cuire 2 minutes à découvert en remuant une fois. Mélangez tous les ingrédients restants, y compris les abricots. Utiliser froid.

Garniture aux pommes, raisins secs et noix

Donne 275 g/10 oz/12/3 tasses

Pour le porc, l'agneau, le canard et l'oie.

25 g/1 oz/2 cuillères à soupe de beurre ou de margarine
1 pomme à dessert, pelée, coupée en quartiers, épépinée et tranchée
1 petit oignon, haché
30 ml/2 cuillères à soupe de raisins secs
30 ml/2 cuillères à soupe de noix hachées
5 ml/1 cuillère à café de sucre en poudre (très fin)
125 g / 4 oz / 2 tasses de chapelure blanche fraîche

Sel et poivre noir fraîchement moulu

Mettez le beurre ou la margarine dans un bol de 1,25 litre. Chauffer à découvert à puissance élevée pendant 1 minute. Incorporer la pomme et l'oignon. Cuire 2 minutes à découvert en remuant une fois. Mélangez tous les ingrédients restants. Utiliser froid.

Garniture aux pommes, prunes et noix du Brésil

Donne 275 g/10 oz/12/3 tasses

Pour l'agneau et la dinde.

Préparez comme garniture aux pommes, raisins secs et noix, mais remplacez les raisins secs par 8 prunes et noix dénoyautées et hachées 30 ml/2 cuillères à soupe de noix du Brésil tranchées finement.

Garniture aux pommes, dattes et noisettes

Donne 275 g/10 oz/12/3 tasses

Pour l'agneau et le gibier.

Préparez une garniture aux pommes, raisins secs et noix, mais remplacez 45 ml/3 cuillères à soupe de dattes hachées par des raisins secs et 30 ml/2 cuillères à soupe de noisettes grillées et hachées par des noix.

Garniture à l'ail, au romarin et au citron

Donne 175 g / 6 oz / 1 tasse

Pour l'agneau et le porc.

25 g/1 oz/2 cuillères à soupe de beurre ou de margarine
2 gousses d'ail, écrasées
Le zeste râpé d'1 petit citron
5 ml/1 cuillère à café de romarin séché, écrasé
15 ml/1 cuillère à soupe de persil haché
125 g / 4 oz / 2 tasses de chapelure fraîche blanche ou brune

Sel et poivre noir fraîchement moulu

Lait ou vin rouge sec si besoin

Mettez le beurre ou la margarine dans un bol de 1 litre. Chauffer à découvert à puissance élevée pendant 1 minute. Incorporer l'ail et le zeste de citron. Chauffer à découvert à feu vif pendant 30 secondes. Bien mélanger et incorporer le romarin, le persil et la chapelure. Assaisonner selon l'envie. Épaissir avec du lait ou du vin seulement si la garniture reste sèche. Utiliser froid.

Garniture à l'ail, au romarin et au citron et au parmesan

Donne 175 g / 6 oz / 1 tasse.

Pour le bœuf.

Préparez comme garniture à l'ail, au romarin et au citron, mais ajoutez 45 ml/3 cuillères à soupe de parmesan râpé avec de la chapelure.

Garniture aux fruits de mer

Donne 275 g/10 oz/12/3 tasses

Pour le poisson et les légumes.

25 g/1 oz/2 cuillères à soupe de beurre ou de margarine
125 g / 4 oz / 1 tasse de crevettes entières décortiquées (crevettes)
5 ml/1 cuillère à café de zeste de citron finement râpé
125 g / 4 oz / 2 tasses de chapelure blanche fraîche
1 œuf battu
Sel et poivre noir fraîchement moulu
du lait, éventuellement

Mettez le beurre ou la margarine dans un bol de 1 litre. Chauffer à découvert à puissance élevée pendant 1 minute. Incorporer les crevettes, le zeste de citron, la chapelure et l'œuf et assaisonner au goût. Épaissir avec du lait seulement si la garniture reste sèche. Utiliser froid.

Fourré au jambon de Parme

Donne 275 g/10 oz/12/3 tasses

Pour la volaille.

Préparez comme pour la garniture aux fruits de mer, mais remplacez les crevettes par 75 g de jambon de Parme haché grossièrement.

farce aux saucisses

Donne 275 g/10 oz/12/3 tasses

Pour la volaille et le porc.

25 g/1 oz/2 cuillères à soupe de beurre ou de margarine
225 g / 8 oz / 1 tasse de saucisses de porc ou de bœuf
1 petit oignon, râpé
30 ml/2 cuillères à soupe de persil finement haché
2,5 ml/½ cuillère à café de moutarde en poudre
1 œuf battu

Mettez le beurre ou la margarine dans un bol de 1 litre. Chauffer à découvert à puissance élevée pendant 1 minute. Incorporer le bœuf haché et l'oignon. Cuire à découvert à feu vif pendant 4 minutes, en remuant toutes les minutes pour bien briser la chair à saucisse. Mélangez tous les ingrédients restants. Utiliser froid.

Farce à la chair de saucisse et au foie

Donne 275 g/10 oz/12/3 tasses

Pour la volaille.

Préparez comme pour la farce aux saucisses, mais réduisez le poids de la saucisse à 175 g/6 oz/¾ tasse. Ajouter 50 g/2 oz/½ tasse de foies de poulet grossièrement hachés avec les saucisses et les oignons.

Chair de saucisse et garniture de maïs

Donne 275 g/10 oz/12/3 tasses

Pour la volaille.

Préparez-le comme garniture de saucisse, mais ajoutez 30 à 45 ml/2 à 3 cuillères à soupe de maïs cuit à la fin de la cuisson.

garniture aux saucisses et à l'orange

Donne 275 g/10 oz/12/3 tasses

Pour la volaille.

Préparation comme pour la garniture à la chair à saucisse, mais à la fin de la cuisson, ajoutez 5-10 ml/1-2 cuillères à café de zeste d'orange finement râpé.

Garniture aux marrons et à l'œuf

Donne 350g / 12oz / 2 tasses

Pour la volaille.

125 g/4 oz/1 tasse de châtaignes séchées, trempées toute une nuit dans l'eau, puis égouttées

25 g/1 oz/2 cuillères à soupe de beurre ou de margarine

1 petit oignon, râpé

1,5 ml/¼ cuillère à café de muscade moulue

125 g / 4 oz / 2 tasses de chapelure brune fraîche

5 ml/1 cuillère à café de sel

1 gros oeuf, battu

15 ml/1 cuillère à soupe de crème double (épaisse)

Placez les châtaignes dans une cocotte de 1,25 litre et couvrez d'eau bouillante. Laisser agir 5 minutes. Couvrir d'une pellicule plastique et couper en deux pour permettre à la vapeur de s'échapper. Cuire à feu vif pendant 30 minutes jusqu'à ce que les châtaignes soient tendres. Égoutter et laisser refroidir. Casser en petits morceaux. Mettez le beurre ou la margarine dans un bol de 1,25 litre. Chauffer à découvert à puissance élevée pendant 1 minute. Ajouter l'oignon. Cuire 2 minutes à découvert en remuant une fois. Incorporez les châtaignes, la muscade, la chapelure, le sel et l'œuf. Mélanger avec de la crème. Utiliser froid.

Garniture aux marrons et aux canneberges

Donne 350g / 12oz / 2 tasses

Pour la volaille.

Préparez la garniture avec un œuf comme une châtaigne, mais épaissisez la garniture avec 30-45 ml/2-3 cuillères à soupe de sauce aux canneberges à la place de l'œuf. Si la garniture reste sèche, ajoutez un peu de crème.

Garniture à la crème de marrons

Donne 900 g / 2 lb / 5 tasses

Pour volailles et poissons.

50 g/2 oz/¼ tasse de beurre, de margarine ou de lanières de bacon
1 oignon, râpé
500 g de purée de marrons non sucrée en boîte
225 g / 8 oz / 4 tasses de chapelure blanche fraîche
Sel et poivre noir fraîchement moulu
2 oeufs, battus
du lait, éventuellement

Placez le beurre, la margarine ou le jus de cuisson dans un bol de 1¾ litre/3 points/7½ tasses. Chauffer à découvert pendant 1½ minutes. Ajouter l'oignon. Cuire 2 minutes à découvert en remuant une fois. Incorporer délicatement la purée de marrons, la chapelure, le sel et le poivre selon votre goût et l'œuf. Épaissir avec du lait seulement si la garniture reste sèche. Utiliser froid.

Garniture à la crème de châtaignes et de saucisses

Donne 900 g / 2 lb / 5 tasses

Pour volailles et gibiers.

Réalisez la préparation comme pour la garniture crémeuse aux marrons, mais remplacez la moitié de la purée de marrons par 250 g de chair à saucisse.

Crème de marrons fourrée aux marrons entiers

Donne 900 g / 2 lb / 5 tasses

Pour la volaille.

Préparez comme pour la crème de marrons, mais ajoutez 12 marrons cuits et hachés avec de la chapelure.

Garniture aux marrons au persil et au thym

Donne 675 g / 1½ lb / 4 tasses

Pour la dinde et le poulet.

15 ml/1 cuillère à soupe de beurre ou de margarine
5 ml/1 cuillère à café d'huile de tournesol
1 petit oignon, finement haché
1 gousse d'ail, écrasée
50 g de mélange de garniture au persil sec et au thym
440 g de purée de marrons en conserve non sucrée
150 ml/¼ pt/2/3 tasse d'eau chaude
Le zeste finement râpé d'1 citron
1,5-2,5 ml/¼-½ cuillère à café de sel

Mettez le beurre ou la margarine et l'huile dans un bol de 1,25 litre. Chauffer à découvert à feu vif pendant 25 secondes. Ajouter l'oignon et l'ail. Cuire à découvert à plein gaz pendant 3 minutes. Ajouter la garniture sèche et bien mélanger. Cuire à découvert pendant 2 minutes et remuer deux fois. Retirer du micro-ondes. Incorporez progressivement la purée de marrons en alternant avec l'eau chaude jusqu'à obtenir une consistance lisse. Incorporer le zeste de citron et le sel au goût. Utiliser froid.

Farce aux marrons et au jambon

Donne 675 g / 1½ lb / 4 tasses

Pour la dinde et le poulet.

Préparez une farce aux marrons avec du persil et du thym, mais ajoutez 75 g de jambon tranché avec le zeste de citron et le sel.

Garniture de foie de poulet

Donne 350g / 12oz / 2 tasses

Pour volailles et gibiers.

125 g de foie de volaille
25 g/1 oz/2 cuillères à soupe de beurre ou de margarine
1 oignon, râpé
30 ml/2 cuillères à soupe de persil finement haché
1,5 ml/¼ cuillère à café de piment de la Jamaïque moulu
125 g / 4 oz / 2 tasses de chapelure fraîche blanche ou brune
Sel et poivre noir fraîchement moulu
bouillon de poulet si besoin

Lavez le foie et séchez-le sur du papier absorbant. Couper en petits morceaux. Mettez le beurre ou la margarine dans un bol de 1,25 litre. Chauffer à découvert à puissance élevée pendant 1 minute. Ajouter l'oignon. Cuire 2 minutes à découvert en remuant une fois. Ajoutez le foie. Décongeler à découvert pendant 3 minutes et remuer 3 fois. Incorporer le persil, le piment de la Jamaïque et la chapelure et assaisonner au goût. N'attacher avec le bouillon que si la garniture reste sèche. Utiliser froid.

Farce de foie de volaille aux pacanes et à l'orange

Donne 350g / 12oz / 2 tasses

Pour volailles et gibiers.

Préparez-la comme garniture de foie de poulet, mais ajoutez 30 ml/2 cuillères à soupe de noix de pécan écrasées et 5 ml/1 cuillère à café de zeste d'orange finement râpé avec de la chapelure.

Garniture triple noix

Donne 350g / 12oz / 2 tasses

Pour volaille et viande.

15 ml/1 cuillère à soupe d'huile de sésame
1 gousse d'ail, écrasée
125 g de noisettes finement moulues
125 g / 4 oz / 2/3 tasse de noix finement moulues
125 g / 4 oz / 2/3 tasse d'amandes finement moulues
Sel et poivre noir fraîchement moulu
1 œuf battu

Versez l'huile dans un bol assez grand. Chauffer à découvert à puissance élevée pendant 1 minute. Ajoutez l'ail. Cuire à découvert à puissance élevée pendant 1 minute. Mélangez toutes les noix et goûtez. Attachez avec un œuf. Utiliser froid.

Garniture de pommes de terre et foie de dinde

Donne 675 g / 1½ lb / 4 tasses

Pour la volaille.

450 g de pommes de terre farineuses
25 g/1 oz/2 cuillères à soupe de beurre ou de margarine
1 oignon, haché
2 tranches de bacon entrelacé, tranchées
5 ml/1 cuillère à café de mélange d'herbes séchées
45 ml/3 cuillères à soupe de persil finement haché
2,5 ml/½ cuillère à café de cannelle moulue
2,5 ml/½ cuillère à café de gingembre moulu
1 œuf battu
Sel et poivre noir fraîchement moulu

Faites cuire les pommes de terre comme décrit pour la crème de pommes de terre, mais seulement avec 60 ml/4 cuillères à soupe d'eau. Égoutter et mélanger. Mettez le beurre ou la margarine dans un bol de 1,25 litre. Chauffer à découvert à puissance élevée pendant 1 minute. Incorporer l'oignon et le bacon. Cuire à découvert à feu vif pendant 3 minutes en remuant deux fois. Mélanger tous les autres ingrédients, y compris les pommes de terre, assaisonner au goût. Utiliser froid.

Farce de riz aux herbes

Donne 450 g/1 lb/22/3 tasses

Pour la volaille.

125 g / 4 oz / 2/3 tasse de riz à grains longs facile à cuire
250 ml/8 fl oz/1 tasse d'eau bouillante
2,5 ml/½ cuillère à café de sel
25 g/1 oz/2 cuillères à soupe de beurre ou de margarine
1 petit oignon, râpé
5 ml/1 cuillère à café de persil haché
5 ml/1 cuillère à café de feuilles de coriandre (coriandre).
5 ml/1 cuillère à café de sauge
5 ml/1 cuillère à café de feuilles de basilic

Faites cuire le riz avec de l'eau et du sel selon les instructions. Mettez le beurre ou la margarine dans un bol de 1,25 litre. Chauffer à découvert à puissance élevée pendant 1 minute. Incorporer l'oignon. Cuire à découvert pendant 1 minute en remuant une fois. Incorporer le riz et les herbes. Utiliser froid.

Farce de riz espagnol aux tomates

Donne 450 g/1 lb/22/3 tasses

Pour la volaille.

125 g / 4 oz / 2/3 tasse de riz à grains longs facile à cuire
250 ml/8 fl oz/1 tasse d'eau bouillante
2,5 ml/½ cuillère à café de sel
25 g/1 oz/2 cuillères à soupe de beurre ou de margarine
1 petit oignon, râpé
30 ml/2 cuillères à soupe de poivrons verts (paprika) hachés
1 tomate, hachée
30 ml/2 cuillères à soupe d'olives farcies hachées

Faites cuire le riz avec de l'eau et du sel selon les instructions. Mettez le beurre ou la margarine dans un bol de 1,25 litre. Chauffer à découvert à puissance élevée pendant 1 minute. Incorporer l'oignon, le poivron vert, les tomates et les olives. Cuire 2 minutes à découvert en remuant une fois. Incorporer le riz. Utiliser froid.

Garniture de riz fruitée

Donne 450 g/1 lb/22/3 tasses

Pour la volaille.

125 g / 4 oz / 2/3 tasse de riz à grains longs facile à cuire

250 ml/8 fl oz/1 tasse d'eau bouillante

2,5 ml/½ cuillère à café de sel

25 g/1 oz/2 cuillères à soupe de beurre ou de margarine

1 petit oignon, râpé

5 ml/1 cuillère à café de persil haché

6 moitiés d'abricots secs hachés

6 prunes dénoyautées, tranchées

5 ml/1 cuillère à café de clémentine finement râpée ou d'écorce de satsuma

Faites cuire le riz avec de l'eau et du sel selon les instructions. Mettez le beurre ou la margarine dans un bol de 1,25 litre. Chauffer à découvert à puissance élevée pendant 1 minute. Incorporer l'oignon, le persil, les abricots, les pruneaux et le zeste. Cuire à découvert pendant 1 minute en remuant une fois. Incorporer le riz. Utiliser froid.

Garniture de riz d'Extrême-Orient

Donne 450 g/1 lb/22/3 tasses

Pour la volaille.

Préparez-vous comme une farce de riz aux herbes, mais utilisez uniquement de la coriandre (coriandre). 6 châtaignes d'eau, en conserve et tranchées, et ajoutez 30 ml/2 cuillères à soupe de noix de cajou grillées grossièrement hachées avec les oignons.

Riz copieux fourré aux noix

Donne 450 g/1 lb/22/3 tasses

Pour la volaille.

Préparez-vous comme une farce de riz aux herbes, mais utilisez uniquement du persil. Ajoutez 30 ml/2 cuillères à soupe d'amandes pelées et grillées et 30 ml/2 cuillères à soupe de cacahuètes salées aux oignons.

Pépites de chocolat

puissance de 16

75 g de beurre ou de margarine
30 ml/2 cuillères à soupe de sirop doré (maïs léger), dissous
15 ml/1 cuillère à soupe de cacao en poudre (chocolat non sucré),
tamisé
45 ml/3 cuillères à soupe de sucre cristallisé
75 g de cornflakes

Décongeler le beurre ou la margarine et le sirop à découvert pendant 2-3 minutes. Incorporer le cacao et le sucre. À l'aide d'une grande cuillère en métal, incorporez les cornflakes et mélangez jusqu'à ce qu'ils soient bien enrobés. Verser dans des moules à gâteaux en papier (papier cupcake), placer sur une assiette ou un plateau et réfrigérer jusqu'à ce que le mélange soit pris.

Gâteau du diable

8 est servi

Un gâteau robot culinaire de rêve nord-américain avec une texture légère et moelleuse et une saveur intense de chocolat.

100 g/4 oz/1 tasse de chocolat lisse (sucré), cassé en morceaux
225 g / 8 oz / 2 tasses de farine auto-levante (auto-levante)

25 g/1 oz/2 cuillères à soupe de cacao en poudre (chocolat non sucré).

1,5 ml/¼ cuillère à café de bicarbonate de soude (levure chimique)

200 g / 7 oz / un peu moins de 1 tasse de cassonade foncée

150 g de beurre ou de margarine molle à température de cuisine

5 ml/1 cuillère à café d'essence de vanille (extrait)

2 gros œufs à température ambiante

120 ml/4 fl oz/½ tasse de babeurre ou 60 ml/4 cuillères à soupe de lait écrémé et de yogourt nature

Sucre glace à saupoudrer

Tapisser hermétiquement le fond et les côtés d'un plat à soufflé plat et profond de 20 cm de film alimentaire (pellicule plastique). Dans un petit bol, faire fondre le chocolat pendant 3 à 4 minutes et remuer deux fois. Tamiser la farine, le cacao et le bicarbonate de soude. directement dans le bol du robot culinaire. Ajoutez le chocolat fondu avec tous les ingrédients restants et mélangez pendant environ 1 minute ou jusqu'à ce que les ingrédients soient bien combinés et que le mélange ressemble à une pâte épaisse. Versez dans le bol préparé et couvrez légèrement de papier absorbant. à puissance maximale pendant 9 à 10 minutes, remuez deux fois le moule jusqu'à ce que le gâteau monte jusqu'au sommet du moule et que le dessus soit recouvert de petites bulles brisées et semble assez sec. Si des taches collantes subsistent, faites cuire à feu vif pendant encore 20 à 30 minutes. Passez au micro-ondes pendant environ 15 minutes (le gâteau va légèrement s'effondrer), puis retirez-le et laissez-le refroidir jusqu'à ce qu'il soit chaud.

Retirez-les délicatement du moule en tenant le film alimentaire et placez-les sur une grille pour qu'ils refroidissent complètement. Avant de servir , retirez le film alimentaire et saupoudrez de sucre glace tamisé. conserver dans une caisse hermétiquement fermée.

Avant de servir, retirez le film alimentaire et saupoudrez de sucre glace tamisé. conserver dans une caisse hermétiquement fermée.

Avant de servir, retirez le film alimentaire et saupoudrez de sucre glace tamisé. conserver dans une caisse hermétiquement fermée.

Gâteau au moka

8 est servi

Préparez-le comme le gâteau du diable, mais après refroidissement, coupez le gâteau horizontalement en trois couches. Double crème fouettée (épaisse) ou crème épaisse 450 ml/¾ pt/2 tasses jusqu'à épaississement. Sucrer au goût avec un peu de sucre semoule tamisé, puis bien assaisonner avec du café noir froid. Utilisez un peu de crème pour former les couches de gâteau et étalez le reste dans un mouvement circulaire de haut en bas sur les côtés. Refroidir légèrement avant de servir.

Gâteau étagé

8 est servi

Préparez-le comme le gâteau du diable, mais après refroidissement, coupez le gâteau horizontalement en trois couches. Sandwich accompagné de confiture d'abricots, de crème fouettée et de chocolat râpé ou de pâte à tartiner au chocolat.

Forêt noire

8 est servi

Préparez-le comme le gâteau du diable, mais coupez le gâteau refroidi horizontalement en trois bases et badigeonnez chacune de liqueur de cerise. Sandwich avec marmelade de cerises (confiture) ou garniture aux cerises. Crème fouettée double (épaisse) 300 ml/½ pt/1¼ tasse ou crème épaisse jusqu'à épaississement. Répartir sur le dessus et les côtés du gâteau. Pressez une table de flocons de chocolat écrasés ou de chocolat râpé sur les côtés et décorez le dessus avec des cerises glacées (confites) coupées en deux.

Gâteau au chocolat et à l'orange

8 est servi

Préparez-le comme le gâteau du diable, mais coupez le gâteau refroidi horizontalement en trois bases et humidifiez chacune avec de la liqueur d'orange. Sandwich avec de la marmelade d'orange finement râpée et un fin cercle de pâte d'amande (pâte d'amande). Crème fouettée double (épaisse) 300 ml/½ pt/1¼ tasse ou crème épaisse jusqu'à épaississement. Colorez 10-15 ml/2-3 cuillères à café de mélasse noire et sucrez légèrement, puis incorporez 10 ml/2 cuillères à café de zeste d'orange râpé. Répartir sur le dessus et les côtés du gâteau.

Gâteau à la crème au chocolat

Pour 8-10 personnes

30 ml/2 cuillères à soupe de cacao en poudre (chocolat non sucré).

60 ml/4 cuillères à soupe d'eau bouillante

175 g de beurre ou de margarine à température de cuisine

175 g / 6 oz / ¾ tasse de cassonade molle et foncée

5 ml/1 cuillère à café d'essence de vanille (extrait)

3 œufs à température ambiante

175 g / 6 oz / 1½ tasse de farine auto-levante (auto-levante)

15 ml/1 cuillère à soupe de sirop noir (mélasse)

glaçage au beurre

sucre en poudre pour saupoudrer (facultatif)

Tapisser hermétiquement le fond et les côtés d'un plat allant au four de 18 x 9 cm/7 x 3½ pouces d'un film alimentaire (pellicule plastique), en le laissant légèrement pendre sur le bord. Incorporer le cacao dans l'eau bouillante jusqu'à consistance lisse. Battez le beurre ou la margarine, le sucre et l'essence de vanille pour obtenir une masse légère et mousseuse. Battez les œufs un à un et ajoutez à chacun 15 ml/1 cuillère à soupe de farine. Incorporer le reste de la farine avec le sirop noir jusqu'à obtenir un mélange homogène. Répartir uniformément dans le moule préparé et couvrir légèrement de papier absorbant. Cuire au four à feu vif pendant 6 à 6 minutes et demie jusqu'à ce que le gâteau soit levé et ne semble plus humide sur le dessus. Ne faites pas trop cuire sinon le gâteau caillera et sera moelleux. Laisser reposer 5 minutes, puis démouler le gâteau en tenant le film alimentaire (pellicule plastique) et le déposer sur une grille. Décollez soigneusement l'emballage et laissez-le refroidir. Coupez le gâteau horizontalement en trois couches et placez-les en sandwich avec le glaçage. Si vous le souhaitez, saupoudrez le dessus de sucre en poudre tamisé avant de couper.

Gâteau au chocolat et au moka

Pour 8-10 personnes

Faites comme un gâteau au chocolat et à la crème au beurre, mais parfumez la crème au beurre (glaçage) avec 15 ml/1 cuillère à soupe de café noir très fort. Pour un goût plus intense, ajoutez 5 ml/1 cuillère à café de café moulu au café liquide.

Gâteau au chocolat et à l'orange

Pour 8-10 personnes

Préparez-le comme un gâteau au chocolat et à la crème au beurre, mais ajoutez 10 ml/2 cuillères à café de zeste d'orange finement râpé aux ingrédients du gâteau.

Gâteau aux deux chocolats

Pour 8-10 personnes

Préparez comme pour le gâteau au chocolat et au beurre, mais ajoutez 100 g/4 oz/1 tasse de chocolat lisse (mi-sucré) fondu et refroidi au glaçage à la crème au beurre. Laisser durcir avant utilisation.

Gâteau à la chantilly et aux noix

Pour 8-10 personnes

1 gâteau à la crème au chocolat
300 ml/½ point/1¼ tasse de crème double (épaisse)
150 ml/¼ pt/2/3 tasse de crème fouettée
45 ml/3 cuillères à soupe de sucre en poudre tamisé
Toute essence aromatique (extrait) telle que vanille, rose, café,
citron, orange, amande, ratafia
Noix, chocolat râpé, dragées argentées, pétales de fleurs confites
ou fruits confits pour la décoration

Coupez le gâteau horizontalement en trois couches. Battre les crèmes jusqu'à consistance épaisse. Incorporer le sucre glace et assaisonner selon votre goût. Badigeonner les fonds de gâteaux de crème et décorer le dessus selon vos envies.

gâteau de Noël

Pour 8-10 personnes

1 gâteau à la crème au chocolat
45 ml/3 cuillères à soupe de confiture de framboises sans pépins
(confiture)
Massepain (pâte d'amande)
300 ml/½ point/1¼ tasse de crème double (épaisse)
150 ml/¼ pt/2/3 tasse de crème fouettée
60 ml/4 cuillères à soupe de sucre cristallisé

Cerises glacées (confites) et brins de houx comestibles pour la décoration

Coupez le gâteau en trois couches et déposez dessus les fines rondelles de pâte d'amande roulées avec la marmelade. Battre la crème et le sucre en poudre jusqu'à consistance mousseuse et couvrir le dessus et les côtés du gâteau. Décorez le dessus avec des cerises et du houx.

brownies américains

puissance de 12

50 g/2 oz/½ tasse de chocolat noir, cassé en morceaux
75 g de beurre ou de margarine

175 g / 6 oz / ¾ tasse de cassonade molle et foncée

2 œufs, température de la cuisine, battus

150 g / 5 oz / 1 ¼ tasse de farine nature (tout usage)

1,5 ml/¼ cuillère à café de bicarbonate de soude

5 ml/1 cuillère à café d'essence de vanille (extrait)

30 ml/2 cuillères à soupe de lait froid

Sucre glace à saupoudrer

Beurrer et fond 25 x 16 3 5 cm / 10 x 6½ 3 2 dans un bol. Faire fondre le chocolat et le beurre ou la margarine à haute vitesse pendant 2 minutes, en mélangeant jusqu'à ce que le tout soit bien mélangé. Incorporer le sucre et les œufs jusqu'à ce que le tout soit bien mélangé. Tamisez la farine et la levure chimique, puis incorporez délicatement au mélange chocolaté avec l'arôme vanille et le lait. Répartir uniformément dans le bol préparé et couvrir légèrement de papier absorbant. Cuire au four à feu vif pendant 7 minutes jusqu'à ce que le gâteau soit levé et présente de petites poches d'air sur le dessus. Laisser refroidir dans le moule pendant 10 minutes. Couper en carrés, saupoudrer le dessus assez épais de sucre en poudre et laisser refroidir complètement sur une grille. conserver dans une caisse hermétiquement fermée.

Brownies au chocolat et aux noix

puissance de 12

Préparez comme des brownies américains, mais ajoutez 90 ml/6 cuillères à soupe de noix grossièrement hachées avec le sucre. Cuire encore 1 minute.

Triangles d'avoine et de caramel

puissance de 8

125 g de beurre ou de margarine
50 g / 2 oz / 3 cuillères à soupe de sirop doré (maïs léger)
25 ml/1½ cuillère à soupe de sirop noir (mélasse)
100 g/4 oz/½ tasse de cassonade foncée
225 g / 8 oz / 2 tasses de flocons d'avoine

Beurrez soigneusement un bol profond d'un diamètre de 20 cm. Faites fondre le beurre, le sirop, le sirop de mélasse et le sucre à découvert et laissez-les décongeler 5 minutes. Incorporer les flocons d'avoine et répartir le mélange dans un moule. Cuire à découvert pendant 4 minutes à plein gaz, en retournant une fois. Laisser agir 3 minutes. Cuire encore 1½ minute. Laisser tiédir, puis couper en huit triangles. Démouler une fois refroidi et conserver dans un récipient hermétique.

Triangles de muesli

puissance de 8

Préparez-le sous forme de triangles d'avoine et de caramel, mais remplacez les flocons d'avoine par du muesli non sucré.

Reines du chocolat

puissance de 12

125 g / 4 oz / 1 tasse de farine auto-levante (auto-levante)
30 ml/2 cuillères à soupe de cacao en poudre (chocolat non sucré).
50g/2oz/¼ tasse de beurre ou de margarine à température ambiante
50 g / 2 oz / ¼ tasse de cassonade molle légère
1 oeuf
5 ml/1 cuillère à café d'essence de vanille (extrait)
30 ml/2 cuillères à soupe de lait froid
Du sucre glace ou du chocolat à tartiner pour la décoration
(facultatif)

Tamisez ensemble la farine et le cacao. Dans un autre bol, battre le beurre ou la margarine et le sucre jusqu'à ce qu'ils soient tendres et mousseux. Incorporer l'œuf et l'essence de vanille. Ajouter le mélange de farine en alternance avec le lait et mélanger vigoureusement à la fourchette sans battre. Répartir dans 12 moules à gâteaux en papier (papiers à cupcakes). Placez-en six à la fois sur un plateau tournant en verre ou en plastique, couvrez légèrement de papier absorbant et faites cuire à puissance élevée pendant 2 minutes. Laisser refroidir sur une grille. Saupoudrer de sucre en poudre tamisé ou tartiner de crème au chocolat selon votre goût. conserver dans une caisse hermétiquement fermée.

Reines de chocolat feuilletées

puissance de 12

Faites comme des Chocolate Queenies mais écrasez une petite barre de chocolat et incorporez-la délicatement au mélange à gâteau après avoir ajouté l'œuf et l'essence de vanille.

Gâteau de petit-déjeuner au son et à l'ananas

Pour environ 12 pièces

Un gâteau assez épais et une collation utile pour le petit-déjeuner,
servi avec du yaourt et une boisson.
100 g / 3½ oz / 1 tasse Son de grains entiers
50 g/2 oz/¼ tasse de cassonade molle et foncée
175 g / 6 oz d'ananas écrasé en conserve
20 ml/4 cuillères à café de miel épais
1 œuf battu
300 ml/½ point/1¼ tasse de lait écrémé
150 g / 5 oz / 1 ¼ tasse de farine de blé entier auto-levante (auto-levante)

Tapisser hermétiquement le fond et les côtés d'un plat allant au four de 18 cm de film alimentaire (pellicule plastique) et laisser pendre très légèrement sur le bord. Mettez le granola, le sucre, l'ananas et le miel dans un bol. Couvrir d'une assiette et laisser décongeler 5 minutes. Mélangez le reste des ingrédients en remuant vigoureusement sans battre. Placer sur le plat préparé. Couvrir légèrement de papier absorbant et cuire 20 minutes tout en décongelant, en retournant le plat quatre fois. Laisser refroidir jusqu'à ce que le tout soit bien chaud, puis transférer sur une grille en maintenant le film alimentaire enfoncé. Une fois complètement refroidi, conserver dans un contenant hermétique pendant 1 jour avant de trancher.

Génoise aux fruits et au chocolat

Fait 10-12

200 g / 7 oz / un peu moins de 1 tasse de chocolat lisse (mi-sucré), cassé en carrés

225 g / 8 oz / 1 tasse de beurre non salé (sucré) (pas de margarine)

2 gros œufs, température de la cuisine, battus

5 ml/1 cuillère à café d'essence de vanille (extrait)

75 g / 3 oz / ¾ tasse de noix hachées grossièrement

75 g / 3 oz / ¾ tasse d'ananas ou de papaye confits hachés

75 g / 3 oz / ¾ tasse de gingembre confit haché

25 ml/1½ cuillère à soupe de sucre en poudre tamisé

15 ml/1 cuillère à soupe de liqueur de fruits type Grand Marnier ou Cointreau

225 g / 8 oz de biscuits digestifs sucrés nature (Graham Crackers), chacun divisé en 8 morceaux

Tapisser hermétiquement le fond et les côtés d'un plat allant au four de 8 pouces (20 cm) ou d'un moule à tarte (plaque à tarte) d'un film alimentaire (pellicule plastique). Dans un grand bol, à découvert, faire fondre les pépites de chocolat et décongeler jusqu'à ce qu'elles soient très tendres tout en conservant leur forme originale, 4 à 5 minutes. Coupez le beurre en gros cubes et laissez-le décongeler à découvert pendant 2-3 minutes. Mélangez soigneusement au chocolat fondu avec les œufs et l'essence de vanille. Mélangez tous les ingrédients restants. Lorsque tout est bien mélangé, étalez-le dans le moule préparé et couvrez de papier d'aluminium ou de film alimentaire (plastique). Réfrigérer 24 heures, puis retirer et décoller délicatement le film alimentaire. Couper en morceaux pour servir. Réfrigérer entre les portions

Gâteau croquant aux biscuits et au moka fruité

Fait 10-12

Faites comme un gâteau croquant aux biscuits au chocolat et aux fruits, mais dissolvez 20 ml/4 cuillères à café de café instantané dans la poudre de chocolat ou les granulés et remplacez la liqueur de fruits par de la liqueur de café.

Gâteau croquant aux fruits, rhum et biscuits aux raisins

Fait 10-12

Préparez comme pour le gâteau croquant aux biscuits au chocolat et aux fruits, mais remplacez les fruits confits par 100 g de raisins secs et de liqueur de rhum noir.

Gâteau fruité au whisky et aux biscuits à l'orange

Fait 10-12

Faites comme le Biscuit Croquant aux Fruits et Chocolat, mais mélangez le zeste finement râpé d'une orange au chocolat et au beurre et remplacez la liqueur par du whisky.

Gâteau croustillant aux fruits et au chocolat blanc

Fait 10-12

Préparez-le comme un gâteau croquant aux biscuits au chocolat et aux fruits, mais remplacez le chocolat noir par du blanc.

Cheesecake à deux étages aux abricots et aux framboises

Il est servi le 12

Pour la fondation :
100 grammes de beurre
225 g / 8 oz / 2 tasses de miettes de craquelins digestifs au chocolat
(crackers Graham)

5 ml/1 cuillère à café d'épices mélangées (tarte aux pommes)

Pour la couche d'abricot :

60 ml/4 cuillères à soupe d'eau froide

30 ml/2 cuillères à soupe de gélatine moulue

500 g de fromage cottage (fromage cottage à pâte molle).

250 g / 9 oz / 1 ¼ tasse de fromage cottage ou de fromage cottage

60 ml/4 cuillères à soupe de confiture d'abricots onctueuse

(confiture)

75 g / 3 oz / 2/3 tasse de sucre en poudre (très fin)

3 œufs, séparés

Pincée de sel

Pour la couche de framboise :

45 ml/3 cuillères à soupe d'eau froide

15 ml/1 cuillère à soupe de gélatine moulue

225 g/8 oz de framboises fraîches, écrasées et égouttées (égouttées)

30 ml/2 cuillères à soupe de sucre cristallisé

150 ml/¼ pt/2/3 tasse de crème double (épaisse)

Pour la décoration :

Framboises fraîches, fraises et brins de groseilles

Comme base, décongelez le beurre à découvert pendant 3 à 3½ minutes. Incorporer la chapelure de biscuits et le mélange d'épices. Répartir uniformément au fond d'un moule à charnière de 25 cm. Réfrigérer pendant 30 minutes jusqu'à ce que le tout soit pris.

Pour la couche d'abricots, mettre l'eau et la gélatine dans un bol et bien mélanger. Laisser reposer 5 minutes jusqu'à ce qu'il soit ramolli. Décongeler à découvert, décongeler pendant 2½ à 3 minutes. Placez le fromage cottage, le fromage à la crème ou le fromage cottage, la confiture, le sucre et les jaunes d'œufs dans un robot culinaire et mélangez jusqu'à ce que les ingrédients soient bien combinés. Transférer dans un grand bol, couvrir d'une assiette et réfrigérer jusqu'à épaississement et prise sur les bords. Battre les blancs d'œufs et le sel jusqu'à ce qu'ils soient fermes. Incorporer un tiers au mélange de fromage et incorporer le reste avec une cuillère en métal ou une spatule. Répartir uniformément sur le fond biscuité. Couvrir légèrement de papier absorbant et réfrigérer pendant au moins 1 heure jusqu'à ce que le mélange soit pris.

Pour la couche de framboise, mettre l'eau et la gélatine dans un bol et bien mélanger. Laisser reposer 5 minutes jusqu'à ce qu'il soit ramolli. Faire fondre à découvert pendant 1½ à 2 minutes. Incorporer la purée de framboise et le sucre. Couvrir de papier d'aluminium ou d'un film alimentaire (pellicule plastique) et réfrigérer jusqu'à ce qu'il épaississe et s'enroule sur le bord. Fouetter la crème jusqu'à ce qu'elle soit tendre. Mélangez un tiers au mélange de fruits et le reste avec une cuillère ou une spatule en métal. Répartir uniformément sur le mélange de fromage. Couvrir sans serrer et réfrigérer pendant plusieurs heures jusqu'à ce que le tout soit pris. Pour servir, passez un couteau trempé dans de l'eau chaude le long du bord intérieur pour gonfler le cheesecake. Déclipsez la canette et retirez le côté. Décorez le dessus avec des fruits.

Gâteau au fromage au beurre de cacahuète

10 est servi

Pour la fondation :

100 grammes de beurre

225 g / 8 oz / 2 tasses de biscuits au gingembre (biscuits).

Couvrir:

90 ml/6 cuillères à soupe d'eau froide

45 ml/3 cuillères à soupe de gélatine moulue

750 g de fromage cottage (fromage cottage à pâte molle).

4 œufs, séparés

5 ml/1 cuillère à café d'essence de vanille (extrait)

150 g/5 oz/2/3 tasse de sucre granulé (très fin)

Pincée de sel

150 ml/¼ pt/2/3 tasse de crème double (épaisse)

60 ml/4 cuillères à soupe de beurre de cacahuète lisse, température ambiante

Cacahuètes hachées légèrement salées ou nature (facultatif)

Comme base, décongelez le beurre à découvert pendant 3 à 3½ minutes. Incorporer les miettes de biscuits. Étaler au fond d'un moule à charnière de 20 cm et réfrigérer jusqu'à consistance ferme, 20 à 30 minutes.

Pour le glaçage, mettez l'eau et la gélatine dans un bol et mélangez bien. Laisser ramollir 5 minutes. Décongeler à découvert, décongeler 3 à 3½ minutes. Placer le fromage, les jaunes d'œufs, l'essence de vanille et le sucre dans un robot culinaire et mélanger jusqu'à consistance lisse. Grattez dans un grand bol. Battre les blancs d'œufs et le sel jusqu'à ce qu'ils soient fermes. Fouetter la crème jusqu'à ce qu'elle soit tendre. Mélangez alternativement le blanc d'œuf et la crème au mélange de caillé. Enfin, incorporez le beurre de cacahuète. Répartir uniformément dans le bol préparé, couvrir hermétiquement et réfrigérer pendant au moins 12 heures. Pour servir, passez un couteau trempé dans l'eau chaude sur le côté pour le détacher. Déclipsez la canette et retirez les côtés. Garnir de cacahuètes hachées si désiré. Couper en portions avec un couteau trempé dans l'eau chaude.

Cheesecake au citron

10 est servi

Faites comme un cheesecake au beurre de cacahuète, mais remplacez le beurre de cacahuète par de la crème au citron.

Cheesecake au chocolat

10 est servi

Préparez-le comme un cheesecake au beurre de cacahuète, mais remplacez le beurre de cacahuète par de la pâte à tartiner au chocolat.

Gâteau au fromage aux fruits Sharon

10 est servi

Une recette que m'a envoyée un Néo-Zélandais à base d'une tomate semblable au fruit du tamarillo. Pas toujours facile à trouver, les blettes d'hiver en sont un admirable substitut, voire semblables à des kakis si elles sont bien mûres.

Pour la fondation :
175 g de beurre
100 g/3½ oz/½ tasse de cassonade molle légère
225 g / 8 oz de chapelure de biscuits.

Pour le remplissage:
4 fruits Sharon, hachés
100 g/4 oz/½ tasse de cassonade molle et légère
30 ml/2 cuillères à soupe de gélatine moulue
30 ml/2 cuillères à soupe d'eau froide
300 grammes de fromage à la crème
3 gros œufs, séparés
jus de ½ citron

Rincez abondamment le moule de 25 cm de diamètre et laissez-le humide. Faire fondre le beurre ou la margarine, à découvert, pendant 3 à 3 minutes et demie pour les décongeler. Incorporer le sucre et la chapelure de biscuits. Appuyez uniformément sur le fond du moule. Réfrigérer pendant que vous préparez la garniture pour tarte.

Pour la garniture, placez les fruits Sharon dans un bol et saupoudrez de la moitié du sucre. Placez la gélatine dans un bol et incorporez l'eau. Laisser reposer 5 minutes jusqu'à ce qu'il soit ramolli. Décongeler à découvert, décongeler 3 à 3½ minutes. Dans un autre bol, battre le fromage jusqu'à consistance mousseuse, puis ajouter la gélatine, les jaunes d'œufs, le jus de citron et le reste du sucre. Battre les blancs d'œufs jusqu'à formation de pics fermes. Incorporer au mélange de fromage en alternance avec les fruits Sharon. Verser sur le fond biscuité et réfrigérer toute la nuit. Pour servir, passez un couteau trempé dans l'eau chaude sur le pourtour pour desserrer, puis desserrez la boîte et retirez les côtés.

Gateau de fromage aux myrtilles

10 est servi

Préparation comme le cheesecake aux fruits Sharon, mais remplacez les fruits Sharon par 350 g de myrtilles.

Cheesecake au citron au four

10 est servi

Pour la fondation :

75 g / 3 oz / 1/3 tasse de beurre, à température ambiante

175 g / 6 oz / 1 ½ tasse Biscuits digestifs (craquelins Graham)

30 ml/2 cuillères à soupe de sucre cristallisé

Pour le remplissage:

450 g / 1 lb / 2 tasses de fromage cottage mi-gras (fromage cottage
à pâte molle), à température ambiante

75 g / 3 oz / 1/3 tasse de sucre en poudre (très fin)

2 gros œufs à température ambiante

5 ml/1 cuillère à café d'essence de vanille (extrait)

15 ml/1 cuillère à soupe de fécule de maïs (amidon de maïs)

Le zeste finement râpé et le jus d'1 citron

150 ml/¼ pt/2/3 tasse de crème double (épaisse)

150 ml / 5 oz / 2/3 tasse de crème sure

Comme base, décongelez le beurre à découvert pendant 2 à 2½ minutes. Incorporer la chapelure de biscuits et le sucre. Tapisser le fond et les parois d'un bol de 20 cm de diamètre de film alimentaire (pellicule plastique) et laisser pendre très légèrement sur le bord. Couvrir le fond et les côtés avec le mélange à biscuits. Cuire à découvert à plein gaz pendant 2½ minutes.

Pour la garniture, battre le fromage jusqu'à ce qu'il soit tendre, puis incorporer le reste des ingrédients sauf la crème sure. Verser dans un bac à miettes et couvrir légèrement de papier absorbant. Cuire à puissance élevée pendant 12 minutes en retournant deux fois. Le gâteau est prêt lorsqu'il y a un peu de mouvement au centre et que le dessus se soulève légèrement et commence tout juste à se casser. Laisser agir 5 minutes. Retirer du micro-ondes et badigeonner délicatement de crème sure, qui durcira sur le dessus et refroidira.

Cheesecake au citron vert au four

10 est servi

Préparez-le comme un cheesecake au citron cuit au four, mais remplacez le zeste et le jus d'un citron vert par du citron.

Cheesecake au four au cassis

10 est servi

Préparez-le comme un cheesecake au citron cuit au four, mais une fois complètement refroidi, tartinez-le soit de confiture de groseilles (confiture) de bonne qualité, soit de garniture aux fruits de cassis en conserve.

Cheesecake aux framboises au four

10 est servi

Préparez-le comme un cheesecake au citron cuit au four, mais remplacez la semoule de maïs (fécule de maïs) par du pudding aux framboises. Décorez le dessus avec des framboises fraîches.

Cheesecake aux fruits et beurre de noix

Pour 8-10 personnes

Un cheesecake de style continental comme on en trouverait dans une pâtisserie de qualité.

45 ml/3 cuillères à soupe de flocons d'amandes
75 grammes de beurre
175 g / 6 oz / 1 ½ tasse de flocons d'avoine (craquelins) ou de craquelins digestifs (craquelins Graham) de chapelure
450 g de fromage blanc (fromage blanc à pâte molle) à température ambiante
125 g / 4 oz / ½ tasse de sucre en poudre (très fin)
15 ml/1 cuillère à soupe de fécule de maïs (amidon de maïs)
3 œufs, température de la cuisine, battus
Jus de ½ citron vert ou citron frais
30 ml/2 cuillères à soupe de raisins secs

Placez les amandes sur une assiette et faites-les griller, à découvert, pendant 2-3 minutes au réglage le plus élevé. Faire fondre le beurre, à découvert, 2 à 2½ minutes pour le décongeler. Beurrez soigneusement un moule de 20 cm de diamètre et enduisez le fond et les côtés de chapelure. Battre le fromage avec tous les ingrédients restants jusqu'à consistance mousseuse et incorporer les amandes et le beurre fondu. Répartir uniformément sur les miettes de biscuits et couvrir légèrement de papier absorbant. Cuire 24 minutes en décongelant en retournant le bol quatre fois. Retirer du micro-ondes et laisser refroidir. Réfrigérer au moins 6 heures avant de trancher.

Tarte au gingembre en conserve

8 est servi

225 g / 8 oz / 2 tasses de farine auto-levante (auto-levante)
10 ml/2 cuillères à café d'épices mélangées (tarte aux pommes)
125 g / 4 oz / ½ tasse de beurre ou de margarine à température ambiante
125 g / 4 oz / ½ tasse de cassonade molle légère
100 g/4 oz/1 tasse de gingembre confit haché au sirop
2 oeufs, battus
75 ml/5 cuillères à soupe de lait froid
Sucre glace à saupoudrer

Tapisser hermétiquement un soufflé ou un plat similaire à bords droits de 20 cm/8 pouces d'un film alimentaire (pellicule plastique) et laisser-le pendre très légèrement sur le bord. Tamisez la farine et les épices dans un bol. Essuyez le beurre ou la margarine. Ajoutez le sucre et le gingembre en veillant à ce qu'ils soient uniformément répartis. Mélanger avec les œufs et le lait jusqu'à obtenir une consistance molle. Bien mélanger et verser dans le bol préparé et couvrir légèrement de papier absorbant. Cuire au four à feu vif pendant 6,5 à 7,5 minutes jusqu'à ce que le gâteau soit bien levé et commence à se détacher des côtés. Laisser agir 15 minutes.

Transférez-le sur une grille en tenant le film alimentaire. Une fois froid, décollez l'emballage et conservez le gâteau dans un récipient hermétique. Saupoudrer de sucre en poudre avant de servir.

Gâteau au gingembre confit et à l'orange

8 est servi

Préparez comme un gâteau au gingembre confit, mais ajoutez le zeste grossièrement râpé d'une petite orange avec les œufs et le lait.

Gâteau au miel et aux noix

Pour 8-10 personnes

La star du gâteau, pleine de douceur et de lumière. Elle est d'origine grecque, où elle est connue sous le nom de Karithopitta. Servir avec un café en fin de repas.

Pour la fondation :

100 g / 3½ oz / ½ tasse de beurre, température ambiante

175 g / 6 oz / ¾ tasse de cassonade molle légère

4 œufs à température ambiante

5 ml/1 cuillère à café d'essence de vanille (extrait)

10 ml/2 cuillères à café de bicarbonate de soude (levure chimique)

10 ml/2 cuillères à café de bicarbonate de soude

5 ml/1 cuillère à café de cannelle moulue

75 g / 3 oz / ¾ tasse de farine nature (tout usage)

75 g de farine de maïs (amidon de maïs)

100 g / 3½ oz / 1 tasse d'amandes effilées

Pour le sirop :

200 ml / 7 fl oz / un peu moins de 1 tasse d'eau tiède

60 ml/4 cuillères à soupe de cassonade foncée
5 cm/2 bâtons de cannelle
5 ml/1 cuillère à café de jus de citron
150 g / 5 oz / 2/3 tasse de miel foncé clair

Pour la décoration :
60 ml/4 cuillères à soupe de mélange de noix hachées
30 ml/2 cuillères à soupe de miel foncé clair

Pour créer le fond, tapissez le fond et les côtés d'un plat à soufflé de 18 cm de film alimentaire (pellicule plastique) et laissez-le pendre très légèrement sur le bord. Placer tous les ingrédients, à l'exception des amandes, dans le bol d'un robot culinaire et mélanger jusqu'à obtenir une consistance lisse et homogène. Pressez brièvement les amandes pour qu'elles ne se cassent pas trop. Étalez le mélange dans le moule préparé et couvrez légèrement de papier absorbant. Cuire au four à puissance élevée pendant 8 minutes, en retournant le moule deux fois, jusqu'à ce que le gâteau ait sensiblement gonflé et que le dessus soit recouvert de petites poches d'air. Laisser reposer 5 minutes, puis renverser dans un plat de service peu profond et retirer le film alimentaire.

Pour préparer le sirop, mettez tous les ingrédients dans un pichet et faites cuire à découvert pendant 5 à 6 minutes à puissance maximale ou jusqu'à ce que le mélange bouillonne. Soyez prudent s'il ne commence pas à bouillir. Laisser reposer 2 minutes, puis remuer délicatement avec une cuillère en bois pour mélanger les ingrédients jusqu'à obtenir une consistance lisse. Versez lentement sur le gâteau jusqu'à ce que tout le liquide soit absorbé. Mélangez les noix et le miel dans un petit bol. Chauffer à découvert pendant 1 minute et demie complète. Étaler ou verser sur le gâteau.

Gâteau au miel et au gingembre

Nous servons de 10 à 12 heures

45 ml/3 cuillères à soupe de marmelade d'orange
225 g / 8 oz / 1 tasse de miel foncé clair
2 oeufs
125 ml/4 fl oz/½ tasse d'huile de maïs ou de tournesol
150 ml/¼ pt/2/3 tasse d'eau tiède
250g / 9oz / généreux 2 tasses de farine auto-levante (auto-levante)
5 ml/1 cuillère à café de bicarbonate de soude (levure chimique)
3 cuillères à café de gingembre moulu
10 ml/2 cuillères à café de piment de la Jamaïque moulu
5 ml/1 cuillère à café de cannelle moulue

Tapisser hermétiquement un plat à soufflé profond de 1,75 L/3 pt/7½ tasses d'un film alimentaire (pellicule plastique) et laissez-le pendre très légèrement sur le bord. Placez la confiture, le miel, les œufs, l'huile et l'eau dans un robot culinaire et mélangez jusqu'à consistance lisse, puis éteignez. Tamisez tous les ingrédients restants et ajoutez-les au bol du robot. Laissez tourner la machine jusqu'à ce que le mélange soit bien mélangé. Verser dans le bol préparé et couvrir légèrement de papier absorbant. Cuire au four à puissance élevée pendant 10 à 10½ minutes jusqu'à ce que le gâteau soit bien levé et que le dessus soit recouvert de petites poches d'air. Laisser refroidir presque complètement dans le moule, puis déposer sur une grille recouverte de film alimentaire. Retirez délicatement le film alimentaire et laissez refroidir complètement.

Gâteau au sirop de gingembre

Nous servons de 10 à 12 heures

Préparez comme pour le Gingered Honey Cake, mais remplacez le miel par du golden sirop (maïs léger).

Pain d'épices traditionnel

Pour 8-10 personnes

Un conte hivernal du meilleur genre, un incontournable pour Halloween et la soirée de Guy Fawkes.

175 g / 6 oz / 1 ½ tasse de farine nature (tout usage)
15 ml/1 cuillère à soupe de gingembre moulu
5 ml/1 cuillère à café de piment de la Jamaïque moulu

10 ml/2 cuillères à café de bicarbonate de soude (levure chimique)

125 g / 4 oz / 1/3 tasse de sirop doré (maïs léger)

25 ml/1½ cuillère à soupe de sirop noir (mélasse)

30 ml/2 cuillères à soupe de cassonade foncée

45 ml/3 cuillères à soupe de saindoux ou d'huile de cuisson blanche

(graisse)

1 gros oeuf, battu

60 ml/4 cuillères à soupe de lait froid

Tapisser hermétiquement le fond et les côtés d'un plat allant au four de 15 cm de film alimentaire (pellicule plastique) et laisser pendre très légèrement sur le bord. Tamisez la farine, le gingembre, le piment de la Jamaïque et le bicarbonate de soude dans un bol. Placez le sirop, le sirop, le sucre et le shortening dans un autre bol et faites chauffer à découvert pendant 2½ à 3 minutes jusqu'à ce que le shortening soit dissous. Bien mélanger pour mélanger. Mélanger les ingrédients secs avec l'œuf et le lait à la fourchette. Bien mélanger et verser dans le bol préparé et couvrir légèrement de papier absorbant. Cuire au four à pleine vitesse pendant 3-4 minutes, jusqu'à ce que le pain d'épices soit bien levé et légèrement brillant sur le dessus. Laisser agir 10 minutes. Transférez-le sur une grille en tenant le film alimentaire.

Pain d'épices à l'orange

Pour 8-10 personnes

Préparez comme un pain d'épices traditionnel, mais ajoutez le zeste finement râpé d'une petite orange avec l'œuf et le lait.

Gâteau au café et aux abricots

8 est servi

4 craquelins digestifs (biscuits Graham), finement hachés
225 g de beurre ou de margarine à température de cuisine

225 g/8 oz/1 tasse de cassonade molle et foncée

4 œufs à température ambiante

225 g / 8 oz / 2 tasses de farine auto-levante (auto-levante)

75 ml/5 cuillères à soupe d'essence de café et de chicorée (extrait)

425 g / 14 oz / 1 grande boîte de moitiés d'abricots, égouttées

300 ml/½ point/1¼ tasse de crème double (épaisse)

90 ml/6 cuillères à soupe d'amandes grillées

Badigeonner deux moules plats de 20 cm de beurre fondu, puis tapisser le fond et les côtés de chapelure de biscuits. Battre le beurre ou la margarine et le sucre jusqu'à obtenir une consistance légère et mousseuse. Incorporer les œufs un à la fois, en ajoutant 15 ml/1 cuillère à soupe de farine à chacun. .Ajouter alternativement le reste de la farine avec 45 ml/3 cuillères à soupe d'essence de café. Répartir uniformément sur les plats préparés et couvrir légèrement de papier absorbant. Cuire à feu vif pendant 5 minutes. Laisser refroidir dans des bols pendant 5 minutes, puis démouler sur une grille. Couper trois abricots et réserver le reste. Fouetter la crème avec le reste de l'essence de café jusqu'à ce qu'elle soit ferme. Prélever environ un quart de la crème et incorporer les abricots hachés. Utiliser pour presser les gâteaux ensemble.

Tarte Au Rhum Et À L'Ananas

8 est servi

Préparation comme pour le gâteau au café et aux abricots, mais en omettant les abricots. Assaisonnez la crème avec 30 ml/2 cuillères à soupe de rhum brun à la place de l'essence de café (extrait). Mélangez 2 boîtes d'ananas hachées aux trois quarts de la crème et utilisez pour assembler les scones. Tartiner le dessus et les côtés avec le reste de crème et décorer de demi-rondelles d'ananas. Garnir de cerises glacées vertes et jaunes (confites) au goût.

Riche gâteau de Noël

Donne 1 gros gâteau familial

Un gâteau luxueux plein de splendeur de Noël et riche en alcool. Laisser nature ou tartiner de pâte d'amande (pâte d'amande) et de glaçage blanc (glaçage).

200 ml / 7 fl oz / un peu moins de 1 tasse de xérès doux
75 ml/5 cuillères à soupe de cognac
5 ml/1 cuillère à café d'épices mélangées (tarte aux pommes)
5 ml/1 cuillère à café d'essence de vanille (extrait)

10 ml/2 cuillères à café de cassonade foncée

350 g / 12 oz / 2 tasses de fruits secs mélangés (mélange à gâteau aux fruits)

15 ml/1 cuillère à soupe d'écorce mélangée hachée

15 ml/1 cuillère à soupe de cerises rouges glacées (confites)

50 g / 2 oz / 1/3 tasse d'abricots secs

50 g / 2 oz / 1/3 tasse de dattes hachées

Le zeste finement râpé d'une petite orange

50 g / 2 oz / ½ tasse de noix hachées

125 g/4 oz/½ tasse de beurre non salé (sucré), fondu

175 g / 6 oz / ¾ tasse de cassonade molle et foncée

125 g / 4 oz / 1 tasse de farine auto-levante (auto-levante)

3 petits œufs

Mélanger le xérès et le cognac dans un grand bol. Couvrir d'une assiette et cuire 3 à 4 minutes au réglage le plus élevé, jusqu'à ce que le mélange commence à bouillonner. Ajoutez les épices, la vanille, 10 ml/2 cuillères à café de cassonade, les fruits secs, le mélange de zestes, les cerises, les abricots, les dattes, le zeste d'orange et les noix. Bien mélanger. Couvrir d'une assiette et laisser décongeler 15 minutes, mélanger 4 fois. Laisser toute la nuit pour que les arômes mûrissent. Tapisser hermétiquement un moule à soufflé de 20 cm de film alimentaire (pellicule plastique) et laisser-le pendre très légèrement sur le bord. Mélanger le beurre, la cassonade, la farine et les œufs à la pâte. Verser dans le bol préparé et couvrir légèrement de papier absorbant. Cuire pendant 30 minutes jusqu'à décongélation, en retournant quatre fois. Laisser au micro-ondes pendant 10 minutes. Laisser refroidir jusqu'à ce que tiède, puis placer délicatement sur une grille en maintenant le film alimentaire en place. Une fois le gâteau refroidi, décollez le film alimentaire. Pour conserver, enveloppez-le dans du papier sulfurisé (ciré) double épaisseur, puis réemballez-le dans du papier d'aluminium. Conserver au frais environ 2 semaines avant de couvrir et de glacer.

Gâteau rapide Simnel

Donne 1 gros gâteau familial

Suivez la recette pour un Noël riche et conservez-la pendant 2 semaines. La veille de servir, coupez le gâteau en deux pour créer deux étages. Enduisez les deux surfaces coupées avec la confiture d'abricots fondue (confiture) et roulez-la en un rouleau épais avec 225-300 g de pâte d'amande (pâte d'amande). Décorez le dessus avec des œufs de Pâques miniatures et des poussins du magasin.

gâteau aux graines

8 est servi

Un retour aux temps anciens, connus au Pays de Galles sous le nom de shear cakes.

225 g / 8 oz / 2 tasses de farine auto-levante (auto-levante)

125 g de beurre ou de margarine

175 g / 6 oz / ¾ tasse de cassonade molle légère

Le zeste finement râpé d'1 citron

10-20 ml/2-4 cuillères à café de cumin

10 ml/2 cuillères à café de muscade moulue

2 oeufs, battus

150 ml/¼ pt/2/3 tasse de lait froid

75 ml/5 cuillères à soupe de sucre en poudre tamisé

10-15 ml/2-3 cuillères à café de jus de citron

Tapisser hermétiquement le fond et les côtés d'un plat allant au four de 20 cm de film alimentaire (pellicule plastique) et laisser pendre très légèrement sur le bord. Tamisez la farine dans un bol et frottez-la avec du beurre ou de la margarine. Ajoutez la cassonade, le zeste de citron, le cumin et la muscade et mélangez à la fourchette les œufs et le lait pour obtenir une pâte lisse et assez molle. Verser dans le bol préparé et couvrir légèrement de papier absorbant. Cuire à puissance élevée pendant 7 à 8 minutes, en retournant le moule deux fois, jusqu'à ce que le gâteau monte jusqu'au sommet du moule et qu'il n'y ait plus de trous sur le dessus. Laisser reposer 6 minutes, puis démouler sur une grille. Lorsque le gâteau est complètement refroidi, retirez le film alimentaire et retournez le gâteau à l'endroit. Mélangez le sucre glace et le jus de citron pour former une pâte épaisse. Répartir sur le gâteau.

Gâteau aux fruits nature

8 est servi

225 g / 8 oz / 2 tasses de farine auto-levante (auto-levante)

10 ml/2 cuillères à café d'épices mélangées (tarte aux pommes)

125 g de beurre ou de margarine

125 g / 4 oz / ½ tasse de cassonade molle légère

175 g / 6 oz / 1 tasse de fruits secs mélangés (mélange à gâteau aux fruits)

2 oeufs

75 ml/5 cuillères à soupe de lait froid

75 ml/5 cuillères à soupe de sucre en poudre

Tapisser hermétiquement un moule à soufflé de 18 cm de film alimentaire (pellicule plastique) et laisser-le pendre très légèrement sur le bord. Tamisez la farine et les épices dans un bol et incorporez-y le beurre ou la margarine. Ajoutez le sucre et les fruits secs. Battre les œufs et le lait, ajouter aux ingrédients secs et mélanger à la fourchette jusqu'à consistance lisse et mousseuse. Verser dans le bol préparé et couvrir légèrement de papier absorbant. Cuire au four à puissance élevée pendant 6½ à 7 minutes jusqu'à ce que le gâteau soit levé et commence à se détacher des parois du moule. Retirer du micro-ondes et laisser reposer 10 minutes. Transférez-le sur une grille en tenant le film alimentaire. Après refroidissement, décollez le film alimentaire et saupoudrez le dessus de sucre glace tamisé.

Gâteau aux dattes et aux noix

8 est servi

Préparez-le comme un gâteau aux fruits ordinaire, mais remplacez les fruits secs par un mélange de dattes hachées et de noix.

tarte aux carottes

8 est servi

Cette importation transatlantique, autrefois appelée le gâteau du paradis, nous accompagne depuis de nombreuses années et ne perd jamais de son attrait.

Pour le gâteau :
3-4 carottes coupées en morceaux
50 g / 2 oz / ½ tasse de morceaux de noix
50 g/2 oz/½ tasse de dattes hachées enrobées de sucre emballées
175 g / 6 oz / ¾ tasse de cassonade molle légère
2 gros œufs à température ambiante
175 ml/6 fl oz/¾ tasse d'huile de tournesol
5 ml/1 cuillère à café d'essence de vanille (extrait)
30 ml/2 cuillères à soupe de lait froid
150 g / 5 oz / 1 ¼ tasse de farine nature (tout usage)
5 ml/1 cuillère à café de bicarbonate de soude
4 ml/¾ cuillère à café de bicarbonate de soude (levure chimique)
5 ml/1 cuillère à café d'épices mélangées (tarte aux pommes)

Pour le glaçage au fromage à la crème :
175 g / 6 oz / ¾ tasse de fromage à la crème entier, à température ambiante
5 ml/1 cuillère à café d'essence de vanille (extrait)
75 g / 3 oz / ½ tasse de sucre en poudre tamisé

15 ml/1 cuillère à soupe de jus de citron fraîchement pressé

Pour le gâteau, graisser avec de l'huile un moule rond allant au micro-ondes de 20 cm et tapisser le fond de papier sulfurisé antiadhésif. Placez les morceaux de carottes et de noix dans un mixeur ou un robot culinaire et hachez-les grossièrement. Transférer dans un bol et ajouter les dattes, le sucre, les œufs, l'huile, l'essence de vanille et le lait. Tamisez les ingrédients secs puis incorporez-les au mélange de carottes à l'aide d'une fourchette. Transférer vers le formulaire préparé. Couvrir d'une pellicule plastique et couper en deux pour permettre à la vapeur de s'échapper. Cuire à puissance élevée pendant 6 minutes en retournant 3 fois. Laisser reposer 15 minutes, puis démouler sur une grille. Retirez le papier. Une fois complètement refroidi, démoulez-le sur une assiette.

Pour le glaçage au fromage à la crème, mélanger le fromage jusqu'à consistance lisse. Ajouter le reste des ingrédients et battre légèrement jusqu'à consistance lisse. Étaler généreusement sur le gâteau.

Tarte aux panais

8 est servi

Préparez comme un carrot cake, mais remplacez les carottes par 3 petits panais.

Tarte à la citrouille

8 est servi

Préparez comme pour le gâteau aux carottes, mais remplacez les carottes par du potiron pelé et formez un quartier moyen, qui devrait donner environ 175 g/6 oz de pulpe dénoyautée. Remplacez la cassonade claire par de la cassonade foncée et molle et du piment de la Jamaïque par le mélange d'épices (tarte aux pommes).

Gâteau scandinave à la cardamome

8 est servi

La cardamome est largement utilisée dans la pâtisserie scandinave et ce gâteau est un exemple typique de l'exotisme de l'hémisphère nord. Si vous avez du mal à vous procurer de la cardamome moulue, essayez votre épicier ethnique local.

Pour le gâteau :

175 g / 6 oz / 1½ tasse de farine auto-levante (auto-levante)

2,5 ml/½ cuillère à café de bicarbonate de soude

75 g de beurre ou de margarine à température de cuisine

75 g / 3 oz / 2/3 tasse de cassonade molle légère

10 ml/2 cuillères à café de cardamome moulue

1 oeuf

Lait froid

Couvrir:

30 ml/2 cuillères à soupe d'amandes grillées

30 ml/2 cuillères à soupe de cassonade légère et molle

5 ml/1 cuillère à café de cannelle moulue

Tapisser un plat de 16,5 cm de profondeur de film alimentaire (pellicule plastique) et laisser pendre très légèrement sur le bord. Tamisez la farine et la levure chimique dans un bol et incorporez le beurre ou la margarine jusqu'à consistance lisse. Ajoutez le sucre et la cardamome. Cassez les œufs dans une tasse à mesurer et ajoutez le lait à 150 ml/¼pt/2/3 tasse. Mélanger aux ingrédients secs avec une fourchette jusqu'à ce que le tout soit bien mélangé, mais éviter de battre. Verser dans le moule préparé. Mélangez les ingrédients du glaçage et étalez-le sur le gâteau. Couvrir d'un film alimentaire et couper en deux pour permettre à la vapeur de s'échapper. Cuire à puissance élevée pendant 4 minutes en retournant deux fois. Laisser poser 10 minutes, puis déposer délicatement sur une grille en tenant le film alimentaire. Décollez délicatement le film adhésif *pain au thé aux fruits*

Donne 8 tranches

225 g / 8 oz / 11/3 tasses de fruits secs mélangés (mélange à gâteau aux fruits)

100 g de sucre roux foncé et mou

30 ml/2 cuillères à soupe de thé noir fort et froid

100 g / 4 oz / 1 tasse de farine de blé entier auto-levante (auto-levante)

5 ml/1 cuillère à café de piment de la Jamaïque moulu

1 œuf, température de la cuisine, battu

8 amandes entières blanchies

30 ml/2 cuillères à soupe de sirop doré (maïs léger)

Beurre, pour graisser

Tapisser hermétiquement le fond et les côtés d'un plat allant au four de 15 cm de film alimentaire (pellicule plastique) et laisser pendre très légèrement sur le côté. Mettez les fruits, le sucre et le thé dans un bol, couvrez d'une assiette et laissez cuire 5 minutes au niveau maximum. Incorporer la farine, le piment de la Jamaïque et l'œuf avec une fourchette, puis transférer dans le bol préparé. Disposez les amandes dessus. Couvrir légèrement de papier absorbant et cuire au four, décongelé, pendant 8 à 9 minutes, jusqu'à ce que le gâteau ait levé et commence à se détacher des parois du moule. Laisser reposer 10 minutes, puis disposer sur une grille en tenant le film alimentaire. Faites chauffer le sirop dans une tasse pour le décongeler pendant 1½ minute. Retirez le film alimentaire du gâteau et badigeonnez le dessus de sirop tiède. Servir tranché et beurré.

Gâteau-sandwich Victoria

8 est servi

175 g / 6 oz / 1½ tasse de farine auto-levante (auto-levante)
175 g de beurre ou de margarine à température de cuisine
175 g / 6 oz / ¾ tasse de sucre en poudre (très fin)
3 œufs à température ambiante
45 ml/3 cuillères à soupe de lait froid
45 ml/3 cuillères à soupe de marmelade (confiture)

120 ml / 4 fl oz / ½ tasse de crème double (épaisse) ou épaisse, fouettée

Sucre en poudre tamisé pour saupoudrer

Tapisser le fond et les côtés de deux bols peu profonds de 20 cm de film alimentaire (pellicule plastique) et laisser pendre très légèrement sur le bord. Tamiser la farine dans une assiette. Battre le beurre ou la margarine et le sucre jusqu'à ce que le mélange soit léger. et a une consistance de crème fouettée. Incorporer les œufs un à un en ajoutant 15 ml/1 cuillère à soupe de farine à chacun. À l'aide d'une grande cuillère en métal, ajouter alternativement le reste de la farine avec le lait. Répartir uniformément sur les plats préparés. Couvrir légèrement de papier absorbant. Cuire une à une à feu vif pendant 4 minutes. Laisser tiédir, puis démouler sur une grille. Décoller le film alimentaire et laisser refroidir complètement.

Gâteau aux noisettes

8 est servi

175 g / 6 oz / 1½ tasse de farine auto-levante (auto-levante)
175 g de beurre ou de margarine à température de cuisine
5 ml/1 cuillère à café d'essence de vanille (extrait)
175 g / 6 oz / ¾ tasse de sucre en poudre (très fin)
3 œufs à température ambiante
50 g/2 oz/½ tasse de noix, finement hachées
45 ml/3 cuillères à soupe de lait froid

2 lots de glaçage à la crème au beurre
16 moitiés de noix pour la décoration

Tapisser le fond et les côtés de deux bols peu profonds de 20 cm/8 pouces d'un film alimentaire (pellicule plastique), en les laissant pendre très légèrement sur le bord. Tamisez la farine dans une assiette. Battre le beurre ou la margarine, l'essence de vanille et le sucre jusqu'à obtenir une consistance légère et mousseuse de crème fouettée. Battez les œufs un à un et ajoutez à chacun 15 ml/1 cuillère à soupe de farine. A l'aide d'une grande cuillère en métal, ajoutez les noix avec le reste de farine en alternant avec le lait. Répartir uniformément sur les plats préparés. Couvrir légèrement de papier absorbant. Cuire un à un à feu vif pendant 4½ minutes. Laisser tiédir, puis démouler sur une grille. Retirez le film alimentaire et laissez refroidir complètement.

tarte aux caroubes

8 est servi

Préparez comme pour le gâteau sandwich Victoria, mais remplacez 25 g/1 oz/¼ tasse de fécule de maïs (amidon de maïs) et 25 g/1 oz/¼ tasse de gomme de caroube par 50 g/2 oz/½ tasse de farine. Sandwich accompagné de crème et/ou de fruits frais ou en conserve. Si vous le souhaitez, ajoutez 5 ml/1 cuillère à café d'essence de vanille (extrait) aux ingrédients de la crème.

Gâteau léger au chocolat

8 est servi

Préparez comme pour le gâteau sandwich Victoria, mais remplacez 25 g/1 oz/¼ tasse de fécule de maïs (fécule de maïs) et 25 g/1 oz/¼ tasse de cacao en poudre (chocolat non sucré) par 50 g/2 oz/½ tasse de farine. Sandwich accompagné de crème et/ou de pâte à tartiner au chocolat.

Gateau au amandes

8 est servi

Préparez comme pour le Victoria Sandwich Cake, mais remplacez la même quantité de farine par 40 g/1½ oz/3 cuillères à soupe d'amandes moulues. Assaisonnez les ingrédients de la crème avec 2,5-5 ml/½-1 cuillère à café d'essence d'amande (extrait). Sandwich accompagné d'une marmelade d'abricots onctueuse (confiture) et d'un fin cercle de pâte d'amande (pâte d'amande).

Gâteau-sandwich Victoria

8 est servi

Préparez-le sous forme de gâteau sandwich Victoria ou l'une des variantes. Sandwich avec garniture à la crème ou au beurre (glaçage) et/ou confiture, pâte à tartiner au chocolat, beurre de cacahuète, crème d'orange ou de citron, marmelade d'orange, garniture aux fruits en conserve, miel ou pâte d'amande (pâte d'amande). Tartiner le dessus et les côtés de crème fouettée ou de glaçage au beurre. Garnir de fruits frais ou marinés, de noix ou de dragées. Pour un gâteau encore plus riche, coupez chaque couche cuite en deux avant de la remplir, pour un total de quatre couches.

Biscuit au thé des mères

Donne 6 tranches

75 g / 3 oz / 2/3 tasse de sucre en poudre (très fin)
3 œufs à température ambiante
75 g / 3 oz / ¾ tasse de farine nature (tout usage)

90 ml/6 cuillères à soupe de crème double (épaisse) ou à fouetter,

fouettée

45 ml/3 cuillères à soupe de marmelade (confiture)

sucre en poudre, pour saupoudrer

Tapisser le fond et les côtés d'un plat allant au four de 18 cm de film alimentaire (pellicule plastique) et laisser pendre très légèrement sur le bord. Mettez le sucre dans un bol et laissez-le décongeler à découvert pendant 30 secondes. Ajouter les œufs et battre jusqu'à ce que le mélange soit mousseux et ait la consistance d'une chantilly. Coupez soigneusement et légèrement avec une cuillère en métal et incorporez la farine. Ne bouge même pas. Lorsque les ingrédients sont bien mélangés, versez sur le plat préparé. Couvrir légèrement de papier absorbant et cuire à puissance élevée pendant 4 minutes. Laisser reposer 10 minutes, puis disposer sur une grille en tenant le film alimentaire. Après refroidissement, retirez le film alimentaire. Divisez en deux et recouvrez de crème et de marmelade.

Biscuit au citron

Donne 6 tranches

Préparation comme pour le Baby Biscuit Tea, mais ajoutez 10 ml/2 cuillères à café de zeste de citron finement râpé au mélange œuf-sucre chauffé juste avant d'ajouter la farine. Sandwich avec de la crème au citron et de la crème épaisse.

Gâteau éponge à l'orange

Donne 6 tranches

Faites comme un biscuit au thé pour bébé, mais juste avant d'ajouter la farine, ajoutez 10 ml/2 cuillères à café de zeste d'orange finement râpé au mélange œuf-sucre réchauffé. Sandwich accompagné de pâte à tartiner au chocolat et de crème épaisse.

Gâteau au café expresso

8 est servi

250 g / 8 oz / 2 tasses de farine auto-levante (auto-levante)

15 ml/1 cuillère à soupe/2 sachets de café instantané en poudre
pour expresso
125 g de beurre ou de margarine
125 g/4 oz/½ tasse de cassonade molle et foncée
2 œufs à température ambiante
75 ml/5 cuillères à soupe de lait froid

Tapisser le fond et les côtés d'un plat allant au four de 18 cm de film alimentaire (pellicule plastique) et laisser pendre très légèrement sur le bord. Tamisez la farine et le café en poudre dans un bol et incorporez-y le beurre ou la margarine. Ajoutez du sucre. Battez bien les œufs et le lait, puis mélangez-les uniformément aux ingrédients secs à l'aide d'une fourchette. Verser dans le bol préparé et couvrir légèrement de papier absorbant. Cuire au four à puissance élevée pendant 6½ à 7 minutes jusqu'à ce que le gâteau soit levé et commence à se détacher des parois du moule. Laisser agir 10 minutes. Transférez-le sur une grille en tenant le film alimentaire. Une fois le gâteau complètement refroidi, retirez le film alimentaire et conservez le gâteau dans une boîte hermétique.

Gâteau au café expresso avec glaçage à l'orange

8 est servi

Préparez un gâteau au café expresso. Environ 2 heures avant de servir, préparez un glaçage épais (garniture) en mélangeant 175 g/6 oz/1 tasse de sucre en poudre (sucre) avec suffisamment de jus d'orange pour obtenir un glaçage pâteux. Étalez sur le gâteau, puis décorez avec du chocolat râpé, des noix hachées, des centaines et des milliers, etc.

Gâteau à la crème au café expresso

8 est servi

Préparez un gâteau au café expresso et coupez-le en deux couches. Fouetter 300 ml/½ point/1¼ tasse de crème avec 60 ml/4 cuillères à soupe de lait froid jusqu'à consistance ferme. Sucrer avec 45 ml/3 cuillères à soupe de sucre en poudre et garnir d'espresso. Utilisez-en un peu pour presser les couches ensemble, puis étalez le reste en couche épaisse sur le dessus et les côtés du gâteau. Saupoudrer le dessus de noisettes.

Gâteaux aux raisins secs

puissance de 12

125 g / 4 oz / 1 tasse de farine auto-levante (auto-levante)
50 g de beurre ou de margarine
50 g / 2 oz / ¼ tasse de sucre en poudre (très fin)
30 ml/2 cuillères à soupe de raisins secs
1 oeuf
30 ml/2 cuillères à soupe de lait froid
2,5 ml/½ cuillère à café d'essence de vanille (extrait)
sucre en poudre, pour saupoudrer

Tamisez la farine dans un bol et frottez-y le beurre ou la margarine. Ajouter le sucre et les raisins secs. Battez les œufs avec le lait et l'arôme vanille et mélangez-les aux ingrédients secs à la fourchette et mélangez sans battre pour former une pâte souple. Répartissez dans 12 moules à gâteau en papier (couvercles de tasse) et placez-en six sur chaque plateau tournant allant au micro-ondes. Couvrir légèrement de papier absorbant. Cuire à puissance élevée pendant 2 minutes. Placer sur une grille pour refroidir. Après refroidissement, saupoudrer de sucre glace tamisé. conserver dans une caisse hermétiquement fermée.

Muffins à la noix de coco

puissance de 12

Préparation comme pour les gâteaux aux raisins, mais remplacez les raisins secs par 25 ml/1½ cuillère à soupe de noix de coco râpée et augmentez la quantité de lait à 25 ml/1½ cuillère à soupe.

gateau au chocolat

puissance de 12

Préparez comme pour les gâteaux aux raisins, mais remplacez les raisins secs par 30 ml/2 cuillères à soupe de pépites de chocolat.

Gâteau à la banane et aux épices

8 est servi

3 grosses bananes mûres
175 g / 6 oz / ¾ tasse de margarine/huile de cuisson blanche
(graisse), à température ambiante
175 g / 6 oz / ¾ tasse de cassonade molle et foncée
10 ml/2 cuillères à café de bicarbonate de soude
5 ml/1 cuillère à café de piment de la Jamaïque moulu
225 g / 8 oz / 2 tasses de farine brune maltée, comme Granary
1 gros oeuf, battu
15 ml/1 cuillère à soupe de noix de pécan hachées
100 g/4 oz/2/3 tasse de dattes hachées

Tapisser hermétiquement le fond et les côtés d'un plat allant au four de 20 cm de film alimentaire (pellicule plastique) et laisser pendre très légèrement sur le bord. Pelez les bananes et écrasez-les soigneusement dans un bol. Mélanger les deux graisses. incorporer le sucre. Mélangez la levure chimique et le piment de la Jamaïque avec la farine. À l'aide d'une fourchette, mélangez l'œuf, les noix et les dattes au mélange de bananes. Répartir uniformément dans le bol préparé. Couvrir légèrement d'une serviette en papier et cuire à puissance élevée pendant 11 minutes, en retournant trois fois. Laisser agir 10 minutes. Transférez-le sur une grille en tenant le film alimentaire. Laissez refroidir complètement, puis retirez le film alimentaire et conservez le gâteau dans une boîte hermétique.

Gâteau aux bananes et glaçage à l'ananas

8 est servi

Préparez un gâteau à la banane épicé. Environ 2 heures avant de servir, badigeonnez le gâteau d'un glaçage épais obtenu en tamisant 175 g de sucre en poudre dans un bol et en mélangeant jusqu'à obtenir une pâte avec quelques gouttes de jus d'ananas. Une fois pris, garnir de chips de banane séchées.

glaçage au beurre

Donne 225g / 8oz / 1 tasse

75 g / 3 oz / 1/3 tasse de beurre, à température ambiante
175 g / 6 oz / 1 tasse de sucre en poudre tamisé
10 ml/2 cuillères à café de lait froid
5 ml/1 cuillère à café d'essence de vanille (extrait)
sucre en poudre pour saupoudrer (facultatif)

Nous frottons le beurre dans la crème, incorporons progressivement le sucre jusqu'à ce qu'il soit léger, mousseux et double de volume. Incorporer le lait et l'essence de vanille et battre le(s) glaçage(s) jusqu'à consistance lisse et épaisse.

Garniture au chocolat

Donne 350 g / 12 oz / 1½ tasse

Un glaçage (glaçage) à l'américaine qui peut être utilisé pour garnir n'importe quel gâteau nature.

30 ml/2 cuillères à soupe de beurre ou de margarine
60 ml/4 cuillères à soupe de lait
30 ml/2 cuillères à soupe de cacao en poudre (chocolat non sucré).
5 ml/1 cuillère à café d'essence de vanille (extrait)
300 g/10 oz/12/3 tasses de sucre en poudre tamisé

Mettez le beurre ou la margarine, le lait, le cacao et l'essence de vanille dans un bol. Décongeler à découvert pendant 4 minutes jusqu'à ce qu'il soit chaud et que la graisse ait fondu. Incorporer le sucre en poudre tamisé jusqu'à ce que le glaçage soit lisse et assez épais. Utiliser immédiatement.

Quartiers de fruits sains

puissance de 8

100 g de rondelles de pommes séchées
75 g / 3 oz / ¾ tasse de farine de blé entier auto-levante (auto-
levante)
75 g / 3 oz / ¾ tasse de flocons d'avoine
75 g de margarine
75 g / 3 oz / 2/3 tasse de cassonade molle et foncée
6 prunes de Californie, tranchées

Faire tremper les tranches de pomme dans l'eau toute la nuit.
Tapisser hermétiquement le fond et les côtés d'un plat peu profond
de 18 cm d'un film alimentaire (pellicule plastique) et laisser pendre
très légèrement sur le bord. Mettez la farine et les flocons d'avoine
dans un bol, ajoutez la margarine et frottez du bout des doigts.
Mélanger avec le sucre jusqu'à obtenir une masse friable. Étalez la
moitié au fond du plat préparé. Égoutter et trancher les quartiers de
pomme. Pressez doucement les prunes sur le mélange de flocons
d'avoine. Saupoudrer uniformément le reste du mélange de flocons
d'avoine. Cuire à découvert à puissance élevée pendant 5½ à 6
minutes. Laisser refroidir complètement dans le moule. Prenez le

film alimentaire, soulevez-le, puis décollez-le et coupez-le en quartiers. conserver dans une caisse hermétiquement fermée.

Quartiers de fruits sains aux abricots

puissance de 8

Préparez-vous sous forme de quartiers santé fruités, mais

Remplacez les prunes par 6 abricots secs bien lavés.

biscuit

Donne 12 quartiers

225 g/8 oz/1 tasse de beurre non salé (sucré) à température ambiante
125 g/4 oz/½ tasse de sucre en poudre (très fin), plus un peu pour saupoudrer
350 g / 12 oz / 3 tasses de farine nature (tout usage)

Beurrer et tapisser un moule de 20 cm/8 pouces de profondeur. Battre le beurre et le sucre jusqu'à ce que le mélange soit léger et mousseux, puis incorporer la farine jusqu'à obtenir un mélange lisse et homogène. Répartir uniformément dans le plat préparé et percer toute la surface avec une fourchette. Cuire à découvert pendant 20 minutes pour décongeler. Retirer du micro-ondes et saupoudrer de 15 ml/1 cuillère à soupe de sucre en poudre. Pendant qu'il est encore légèrement chaud, coupez-le en 12 quartiers. Transférer délicatement sur une grille et laisser refroidir complètement. conserver dans une caisse hermétiquement fermée.

Sablés extra croustillants

Donne 12 quartiers

Préparez comme des sablés, mais remplacez 25 g de farine par 25 g de semoule (crème de blé).

Sablés extra onctueux

Donne 12 quartiers

Préparez comme des sablés, mais remplacez 25 g/1 oz/¼ tasse de farine par 25 g/1 oz/¼ tasse de fécule de maïs (amidon de maïs).

Sablés épicés

Donne 12 quartiers

Préparez comme un sablé, mais tamisez 10 ml/2 cuillères à café d'épices mélangées (tarte aux pommes) dans la farine.

Sablés hollandais

Donne 12 quartiers

Préparez-vous comme un sablé, mais remplacez la farine ordinaire par de la farine auto-levante (auto-levante) et saupoudrez 10 ml/2 cuillères à café de cannelle moulue dans la farine. Avant la cuisson, étalez 15-30 ml/1-2 cuillères à soupe de crème sur le dessus, puis pressez légèrement les amandes légèrement grillées.

boules de cannelle

puissance de 20

Une spécialité de Pâque, un hybride de biscuit (biscuit) et de gâteau qui se comporte mieux au micro-ondes qu'en pâtisserie ordinaire.

2 gros blancs d'œufs
125 g / 4 oz / ½ tasse de sucre en poudre (très fin)
30 ml/2 cuillères à soupe de cannelle moulue
225 g / 8 oz / 2 tasses d'amandes moulues
Sucre en poudre tamisé

Battez les blancs d'œufs jusqu'à ce qu'ils soient mousseux, puis incorporez le sucre, la cannelle et les amandes. Faites rouler 20 boules avec les mains mouillées. Disposer en deux anneaux, l'un directement dans l'autre, sur le pourtour d'une grande assiette plate. Cuire à découvert à pleine puissance pendant 8 minutes en retournant la plaque quatre fois. Laisser refroidir jusqu'à ce qu'il soit chaud, puis rouler dans le sucre en poudre jusqu'à ce que chacun soit bien enrobé. Laisser refroidir complètement et conserver dans un contenant hermétique.

Schnaps dorés

puissance de 14

Traditionnellement assez difficiles à fabriquer, ils fonctionnent comme un rêve de micro-ondes.

50 grammes de beurre
50 g / 2 oz / 1/6 tasse de sirop doré (maïs léger)
40 g / 1½ oz / 3 cuillères à soupe de sucre cristallisé doré

40 g / 1½ oz / 1½ cuillères à soupe de farine brune maltée, par

exemple B. Sýpka

2,5 ml/½ cuillère à café de gingembre moulu

150 ml/¼ pt/2/3 tasse de crème double (épaisse) ou épaisse,

fouettée

Mettez le beurre dans un bol et laissez-le fondre, à découvert, dans le décongelateur pendant 2 à 2½ minutes. Ajoutez le sirop et le sucre et mélangez bien. Cuire à découvert à puissance élevée pendant 1 minute. Incorporer la farine et le gingembre. Placez quatre mesures de 5 ml/1 cuillère à café de mélange très largement espacées directement sur un plateau tournant en verre ou en plastique pour four à micro-ondes. Cuire à puissance élevée pendant 1½ à 1¾ minutes, jusqu'à ce que le cognac commence à dorer et ait l'air de dentelle sur le dessus. Sortez délicatement le plateau tournant du micro-ondes et laissez les biscuits reposer pendant 5 minutes. Soulevez-les un à un avec une spatule. Tournez autour du manche d'une grande cuillère en bois. Saisissez les cellules du bout des doigts et faites-les glisser vers le bout de la cuillère. Répétez avec les trois cookies restants. une fois ferme, retirez-le de la poignée et placez-le sur une grille de refroidissement. Répétez jusqu'à épuisement du mélange restant. conserver dans une caisse hermétiquement fermée. Avant de manger, versez de la crème épaisse aux deux extrémités de chaque liqueur et dégustez le jour même lorsqu'elle a ramolli au repos.

Instantanés de brandy au chocolat

puissance de 14

Préparez-vous comme des Golden Brandy Snaps. Avant de remplir de crème, déposer sur une plaque à pâtisserie et enduire la surface supérieure de chocolat noir ou blanc fondu. Laissez reposer puis ajoutez la crème.

Gâteaux aux petits pains

Donne environ 8

Ce mélange exceptionnellement léger de petits pains et de scones est un délicieux régal lorsqu'il est consommé chaud et tartiné de votre choix de beurre et de marmelade (confiture) ou de miel de bruyère.

225 g / 8 oz / 2 tasses de farine de blé entier
5 ml/1 cuillère à café de crème de tartre
5 ml/1 cuillère à café de bicarbonate de soude (levure chimique)
1,5 ml/¼ cuillère à café de sel
20 ml/4 cuillères à café de sucre en poudre (très fin)
25 g/1 oz/2 cuillères à soupe de beurre ou de margarine
150 ml/¼ pt/2/3 tasse de babeurre ou remplacer par un mélange moitié yaourt nature et moitié lait écrémé s'il n'est pas disponible
Oeuf battu pour badigeonner
5 ml/1 cuillère à café supplémentaires de sucre mélangés à 2,5 ml/½ cuillère à café de cannelle moulue pour saupoudrer

Tamisez la farine, la crème de tartre, le bicarbonate de soude et le sel dans un bol. Saupoudrer de sucre et tartiner du beurre ou de la margarine. Ajouter le babeurre (ou le babeurre) et pétrir à la fourchette pour obtenir une pâte assez molle. Démouler sur une surface farinée et pétrir rapidement et légèrement jusqu'à consistance lisse. Couper uniformément jusqu'à 1 cm/½ po d'épaisseur, puis couper en cercles à l'aide d'un emporte-pièce de 5 cm/2 po. Roulez à nouveau les ingrédients et continuez à couper en rondelles. Disposer sur le pourtour d'une assiette plate beurrée de 25 cm/10 pouces. Badigeonner d'œuf et saupoudrer d'un mélange de sucre et de cannelle. Cuire à découvert à pleine puissance pendant 4 minutes en retournant la plaque quatre fois. Laisser reposer 4 minutes, puis transférer sur une grille. Mangez encore chaud.

Biscuits aux petits pains aux raisins

Donne environ 8

Préparez-le sous forme de scones, mais ajoutez 15 ml/1 cuillère à soupe de raisins secs avec le sucre.

pains

Tout liquide utilisé dans le pain à la levure doit être tiède, ni chaud ni froid. La meilleure façon d'obtenir la bonne température est de mélanger la moitié du liquide bouillant avec la moitié du liquide froid. S'il est encore chaud lorsque vous plongez l'autre genou de votre petit doigt, refroidissez-le légèrement avant de l'utiliser. Un liquide trop chaud est plus problématique qu'un liquide trop froid car il peut tuer la levure et empêcher le pain de lever.

Pâte de base pour pain blanc

Donne 1 pain

Pâte à pain rapide pour tous ceux qui aiment cuisiner mais qui ont peu de temps.

450 g / 1 lb / 4 tasses de farine (à pain) forte
5 ml/1 cuillère à café de sel
1 sachet de levure sèche Easy-Blend
30 ml/2 cuillères à soupe de beurre, de margarine, de graisse de cuisson blanche (graisse) ou de saindoux
300 ml/½ Pt/1¼ tasse d'eau tiède

Tamisez la farine et le sel dans un bol. Décongeler tiède, à découvert, 1 minute. Ajoutez la levure et essuyez le gras. Mélanger avec de l'eau pour former une pâte. Pétrir sur une surface farinée jusqu'à obtenir une pâte lisse, élastique et non collante. Remettez dans le bol nettoyé et séché mais maintenant légèrement graissé.

Couvrez le bol lui-même, et non la pâte, d'un film alimentaire (pellicule plastique) et coupez-le en deux pour permettre à la vapeur de s'échapper. Décongeler au chaud pendant 1 minute. Laisser au micro-ondes pendant 5 minutes. Répétez trois ou quatre fois jusqu'à ce que la pâte ait doublé de volume. Pétrir brièvement puis utiliser comme dans les recettes habituelles ou dans les recettes suivantes au micro-ondes.

Pâte à pain noir simple

Donne 1 pain

Suivez la recette de la pâte à pain blanche lisse, mais utilisez l'un des produits suivants à la place de la farine à pain épaisse (lisse) :

- moitié farine blanche et moitié farine de blé entier
- toute la farine de blé entier
- moitié farine de blé entier maltée et moitié farine blanche
-

Pâte à pain au lait de base

Donne 1 pain

Suivez la recette de la pâte à pain blanche nature, mais utilisez l'un des produits suivants à la place de l'eau :

- tout le lait écrémé
- moitié lait entier et moitié eau

pain bap

Donne 1 pain

Un pain de couleur claire à croûte molle, plus couramment consommé dans le nord de la Grande-Bretagne que dans le sud.

Réalisez soit une pâte à pain blanc de base, une pâte à pain brun de base ou une pâte au lait de base. Après la première levée, pétrir rapidement et légèrement puis façonner un cercle d'environ 5 cm d'épaisseur. Déposer sur une plaque ronde graissée et farinée.

Couvrir de papier absorbant et laisser décongeler 1 minute. Laissez reposer 4 minutes. Répétez trois ou quatre fois jusqu'à ce que la pâte ait doublé de volume. Saupoudrer de farine blanche ou brune. Cuire à découvert à plein gaz pendant 4 minutes. Laisser refroidir sur une grille.

petits pains

puissance de 16

Réalisez soit une pâte à pain blanc de base, une pâte à pain brun de base ou une pâte au lait de base. Après la première levée, pétrir rapidement et légèrement, puis diviser uniformément en 16 morceaux. Former des cercles plats. Disposer huit cuisses sur le bord de deux plaques à pâtisserie graissées et farinées. Couvrir de papier absorbant et laisser décongeler une assiette à la fois pendant 1 minute, puis laisser reposer 4 minutes et répéter 3 à 4 fois jusqu'à ce que les rouleaux aient doublé de volume. Saupoudrer de farine blanche ou brune. Cuire à découvert à plein gaz pendant 4 minutes. Laisser refroidir sur une grille.

Pains à hamburger

puissance de 12

Préparez-vous comme des petits pains, mais divisez la pâte en 12 morceaux au lieu de 16. Placer six petits pains de chaque côté de deux plaques à pâtisserie et cuire au four selon les instructions.

174

Petits pains sucrés et fruités

puissance de 16

Faites comme des petits pains, mais ajoutez 60 ml/4 cuillères à soupe de raisins secs et 30 ml/2 cuillères à soupe de sucre en poudre aux ingrédients secs avant de mélanger avec le liquide.

Cornish se divise

puissance de 16

Préparez-les comme des petits pains, mais ne farinez pas le dessus avant la cuisson. Déballez une fois refroidi et remplissez de crème épaisse ou de crème caillée et de confiture de fraises ou de framboises (confiture). Saupoudrez généreusement le dessus de sucre glace tamisé. Mangez le même jour.

Petits pains fantaisie

puissance de 16

Réalisez soit une pâte à pain blanc de base, une pâte à pain brun de base ou une pâte au lait de base. Après la première levée, pétrir rapidement et légèrement, puis diviser uniformément en 16 morceaux. Formez les quatre morceaux en rouleaux ronds et faites une encoche au sommet de chacun. Roulez et nouez quatre morceaux de corde de 20 cm de long chacun. Formez quatre morceaux de Baby Vienna en pains et faites trois fentes diagonales dans chacun. Divisez les quatre parties restantes en trois parties chacune, roulez-les en brins étroits et tressez-les ensemble. Placer chaque rouleau sur une plaque à pâtisserie graissée et farinée et laisser lever dans un endroit chaud jusqu'à ce qu'il double de volume. Badigeonner les surfaces d'oeuf et cuire comme d'habitude à 230°C/450°F/thermostat 8 pendant 15-20 minutes. Retirer du four et placer les petits pains sur une grille.

Petits pains avec glaçage

puissance de 16

Comment préparer des petits pains fantaisie. Après avoir badigeonné le dessus des petits pains d'œuf, saupoudrez-les de l'un des éléments suivants : graines de pavot, graines de sésame grillées, fenouil, flocons d'avoine, blé râpé, fromage à pâte dure râpé, gros sel de mer, sels d'assaisonnement assaisonnés.

Pain au carvi

Donne 1 pain

Préparez la pâte à pain brun en ajoutant 10-15 ml/2-3 cuillères à café de cumin aux ingrédients secs avant de mélanger avec le liquide. Après la première levée, pétrissez-la légèrement puis façonnez-la en boule. Placer dans un plat rond plat graissé de 450 ml/¾ pt/2 tasse. Couvrir de papier absorbant et laisser décongeler 1 minute. Laissez reposer 4 minutes. Répétez trois ou quatre fois jusqu'à ce que la pâte ait doublé de volume. Badigeonner d'œuf battu et saupoudrer de gros sel et/ou de cumin supplémentaire. Couvrir d'une serviette en papier et rôtir pendant 5 minutes au réglage le plus élevé, en retournant la poêle une fois. Cuire à puissance élevée pendant encore 2 minutes. Laisser reposer 15 minutes, puis démouler délicatement sur une grille.

pain de seigle

Donne 1 pain

Préparez la pâte à pain brun de base avec moitié farine de blé entier et moitié farine de seigle. Cuire comme un pain Bap.

pain à l'huile

Donne 1 pain

Préparez soit de la pâte à pain blanche nature, soit de la pâte à pain brun nature, mais remplacez les autres matières grasses par de l'huile d'olive, de noix ou de noisette. Si la pâte est collante, ajoutez un peu plus de farine. Comment faire du pain bap.

Pain Italien

Donne 1 pain

Préparez la pâte à pain blanc mais remplacez les autres matières grasses par de l'huile d'olive et ajoutez 15 ml/1 cuillère à soupe de pesto rouge et 10 ml/2 cuillères à soupe de concentré de tomates séchées aux ingrédients secs avant de mélanger au liquide. Cuire comme un pain Bap, laisser reposer 30 secondes supplémentaires.

Pain espagnol

Donne 1 pain

Préparez une pâte à pain blanche nature, mais remplacez les autres graisses par de l'huile d'olive et ajoutez 30 ml/2 cuillères à soupe d'oignon séché et 12 olives farcies hachées aux ingrédients secs avant de mélanger au liquide. Cuire comme un pain Bap, laisser reposer 30 secondes supplémentaires.

Pain Tikka Masala

Donne 1 pain

Préparez une pâte à pain blanche nature, mais remplacez les autres graisses par du ghee fondu ou de l'huile de maïs et ajoutez 15 ml/1 cuillère à soupe de mélange d'épices tikka et les graines de 5 gousses de cardamome verte aux ingrédients secs avant de mélanger au liquide. Cuire comme un pain Bap, laisser reposer 30 secondes supplémentaires.

Pain aux fruits et au malt

Donne 2 pains

450 g / 1 lb / 4 tasses de farine (à pain) forte

10 ml/2 cuillères à café de sel

1 sachet de levure sèche Easy-Blend

60 ml/4 cuillères à soupe de mélange de groseilles et de raisins secs

60 ml/4 cuillères à soupe d'extrait de malt

15 ml/1 cuillère à soupe de sirop noir (mélasse)

25 g/1 oz/2 cuillères à soupe de beurre ou de margarine

45 ml/3 cuillères à soupe de lait écrémé tiède

150 ml/¼ pt/2/3 tasse d'eau tiède

Beurre, pour graisser

Tamisez la farine et le sel dans un bol. Incorporez la levure et les fruits secs. Placez l'extrait de malt, le sirop et le beurre ou la margarine dans un petit bol. Faire fondre à découvert, décongeler pendant 3 minutes. Ajoutez du lait et suffisamment d'eau à la farine pour obtenir une pâte souple mais non collante. Pétrir sur une surface farinée jusqu'à obtenir une pâte lisse, élastique et non collante. Divisez en deux morceaux égaux. Façonner chacun pour qu'il tienne dans un moule rond ou rectangulaire graissé de 900 ml/1½ tasse/3¾ tasse. Couvrir les bols, et non la pâte, d'un film alimentaire (pellicule plastique) et marquer deux fois pour permettre à la vapeur de s'échapper. Décongeler et chauffer ensemble pendant 1 minute. Laisser agir 5 minutes. Répétez trois ou quatre fois jusqu'à ce que la pâte ait doublé de volume. Retirez le film alimentaire. Placez les plats côte à côte au micro-ondes et faites cuire à pleine puissance pendant 2 minutes sans le couvercle. Retournez les plats et laissez cuire encore 2 minutes. Répète encore. Laisser agir 10 minutes. Tombez sur la grille. Conserver dans un contenant hermétique une fois complètement refroidi. Laisser reposer 1 journée, puis couper en tranches et tartiner de beurre.

Pain soda irlandais

Donne 4 petits pains

*200 ml/7 fl oz/un peu moins de 1 tasse de babeurre ou 60 ml/4
cuillères à soupe de lait écrémé et de yaourt nature
75 ml/5 cuillères à soupe de lait entier
350 g de farine complète
125 g / 4 oz / 1 tasse de farine nature (tout usage)
10 ml/2 cuillères à café de bicarbonate de soude (levure chimique)
5 ml/1 cuillère à café de crème de tartre
5 ml/1 cuillère à café de sel
50 g/2 oz/¼ tasse de beurre, de margarine ou d'huile de cuisson
blanche (graisse)*

Beurrez soigneusement une plaque à pâtisserie de 25 cm de diamètre. Mélangez le babeurre ou le babeurre et le lait. Mettez la farine de blé entier dans un bol et tamisez la farine, le bicarbonate de soude, le tartre et le sel. Essuyez la graisse. Ajouter le liquide d'un seul coup et mélanger à la fourchette pour former une pâte souple. Pétrir rapidement avec les mains farinées jusqu'à obtenir une pâte lisse. Former un cercle de 18 cm. Transférer au centre d'une assiette. Coupez une croix profonde sur le dessus avec le dos d'un couteau, puis saupoudrez légèrement de farine. Couvrir légèrement de papier absorbant et cuire à puissance élevée pendant 7 minutes. Le pain lève et s'étale. Laisser agir 10 minutes. Retirez l'assiette avec une tranche de poisson et placez-la sur la grille. Divisez le froid en quatre portions. Conserver dans un contenant hermétique pendant 2 jours seulement,

Pain soda au son

Donne 4 petits pains

Préparez-le comme du pain soda irlandais, mais ajoutez 60 ml/4 cuillères à soupe de son grossier avant de mélanger avec le liquide.

Rafraîchir le pain rassis

Placez le pain ou les petits pains dans un sac en papier brun ou placez un ou plusieurs torchons ou serviettes propres entre les plis. Décongeler et réchauffer jusqu'à ce que le pain soit légèrement chaud en surface. Mangez maintenant et ne répétez pas les restes du même pain.

Pittas grecques

Donne 4 pains

Préparez une pâte à pain blanc lisse. Divisez en quatre parties égales et roulez délicatement chacune en boule. Rouler en ovales de 30 cm de diamètre chacun. Saupoudrer légèrement de farine. Humidifiez les bords avec de l'eau. Pliez chacun en deux et tirez le bord supérieur sur le bas. Bien sceller les bords. Déposer sur une plaque à pâtisserie graissée et farinée. Cuire immédiatement au four conventionnel à 230°C/450°F/thermostat 8 pendant 20-25 minutes, jusqu'à ce que les pains soient bien levés et bien dorés. Laisser refroidir sur une grille. Laisser refroidir brièvement, puis trancher et déguster avec des trempettes à la grecque et d'autres plats.

Cerises en gelée dans le port

6 est servi

750 g de cerises acidulées au sirop léger, dénoyautées (dénoyautées), égouttées et sirop réservé
15 ml/1 cuillère à soupe de gélatine moulue
45 ml/3 cuillères à soupe de sucre cristallisé
2,5 ml/½ cuillère à café de cannelle moulue
Porto fauve
Crème double (épaisse), crème fouettée et mélange d'épices (tarte aux pommes) pour la garniture

Versez 30 ml/2 cuillères à soupe de sirop dans une grande tasse à mesurer. Incorporez la gélatine et laissez-la ramollir pendant 2 minutes. Couvrir d'une assiette et laisser décongeler 2 minutes.

Remuer pour dissoudre la gélatine. Incorporer le reste du sirop de cerise, le sucre et la cannelle. Préparez jusqu'à 450 ml/¾ pt/2 tasses de port. Couvrir comme avant et chauffer à feu vif pendant 2 minutes, en remuant trois fois jusqu'à ce que le liquide soit chaud et que le sucre soit dissous. Transférer dans un évier de 1,25 litre/2¼ Pt/5½ tasse et laisser refroidir. Couvrir et réfrigérer jusqu'à ce que le mélange de gelée commence à épaissir et à s'enrouler légèrement sur les côtés du bol. Incorporer les cerises et répartir dans six assiettes à dessert. Laisser durcir complètement au réfrigérateur.

Cerises en gelée au cidre

6 est servi

Préparez comme des cerises au porto, mais remplacez le porto par du cidre de pomme sec fort et de la cannelle 5 ml/1 cuillère à café d'écorce d'orange râpée.

Ananas au vin chaud

8 est servi

225 g / 8 oz / 1 tasse de sucre en poudre (très fin)
150 ml/¼ pt/2/3 tasse d'eau froide
1 gros ananas frais
6 clous de girofle entiers
5 cm/2 bâtons de cannelle
1,5 ml/¼ cuillère à café de muscade moulue
60 ml/4 cuillères à soupe de xérès demi-sec
15 ml/1 cuillère à soupe de rhum brun
Biscuits (biscuits), pour servir

Mettez le sucre et l'eau dans un bol de 2,5 litres et mélangez bien. Couvrir d'une grande assiette inversée et cuire à feu vif pendant 8 minutes pour créer un sirop. Pendant ce temps, épluchez et épépinez l'ananas et utilisez la pointe d'un éplucheur de pommes de terre pour retirer les « yeux ». Tranchez puis coupez les tranches en morceaux. Ajouter au sirop avec le reste des ingrédients. Couvrir d'une pellicule plastique et couper en deux pour permettre à la vapeur de s'échapper. Cuire à puissance élevée pendant 10 minutes en retournant le bol 3 fois. Laisser reposer 8 minutes avant de verser dans un bol et de déguster avec des biscuits croquants.

Le fruit éclatant de Sharon

8 est servi

Préparez comme de l'ananas chaud, mais remplacez l'ananas par 8 fruits Sharon tranchés. Après avoir ajouté le sirop avec les autres ingrédients, faites cuire à plein gaz pendant seulement 5 minutes. Ajoutez du cognac à la place du rhum.

pêches éclatantes

8 est servi

Préparez comme pour un ananas bouilli, mais remplacez l'ananas par 8 grosses pêches coupées en deux et dénoyautées. Après avoir ajouté le sirop avec les autres ingrédients, faites cuire à plein gaz pendant seulement 5 minutes. Ajoutez de la liqueur d'orange à la place du rhum.

poires roses

6 est servi

450 ml/¾ pt/2 tasses de vin rosé
75 g / 3 oz / 1/3 tasse de sucre en poudre (très fin)
6 poires de table, laisser la tige
30 ml/2 cuillères à soupe de fécule de maïs (amidon de maïs)
45 ml/3 cuillères à soupe d'eau froide
45 ml/3 cuillères à soupe de Porto Tawny

Versez le vin dans un plat profond suffisamment grand pour contenir toutes les poires en une seule couche sur les côtés. Ajoutez le sucre et mélangez bien. Cuire à découvert à plein gaz pendant 3 minutes. Pendant ce temps, épluchez les poires en prenant soin de ne pas perdre les tiges. Disposer sur les côtés dans le mélange vin et sucre. Couvrir d'une pellicule plastique et couper en deux pour permettre à la vapeur de s'échapper. Cuire à puissance élevée pendant 4 minutes. Utilisez deux cuillères pour retourner les poires. Couvrir comme avant et cuire à feu vif pendant encore 4 minutes. Laisser agir 5 minutes. Disposer verticalement dans un plat de service. Pour épaissir la sauce, mélangez la fécule de maïs avec de l'eau jusqu'à consistance lisse et incorporez le porto. Incorporer au mélange de vin. Cuire à découvert à feu vif pendant 5 minutes, en remuant vigoureusement toutes les minutes, jusqu'à ce que le mélange soit légèrement épaissi et clair. Verser sur les poires et servir tiède ou frais.

Pudding de Noël

Vous préparerez 2 puddings pour 6-8 portions

65 g / 2½ oz de farine nature (tout usage)
15 ml/1 cuillère à soupe de cacao en poudre (chocolat non sucré).

10 ml/2 cuillères à café de piment de la Jamaïque mélangé (tarte

aux pommes) ou de piment de la Jamaïque moulu

5 ml/1 cuillère à café d'écorces d'orange ou de mandarine râpées

75 g / 3 oz / 1 ½ tasse de chapelure brune fraîche

125 g/4 oz/½ tasse de cassonade molle et foncée

450 g / 1 lb / 4 tasses de fruits secs mélangés (mélange à gâteau)

avec la peau

125 g/4 oz/1 tasse de suif râpé (si vous préférez les végétariens)

2 gros œufs à température ambiante

15 ml/1 cuillère à soupe de sirop noir (mélasse)

60 ml/4 cuillères à soupe de Guinness

15 ml/1 cuillère à soupe de lait

Graisser soigneusement deux tasses à crème anglaise de 900 ml/1½ pt/3¾ tasse. Tamisez la farine, le cacao et les épices dans un grand bol. Ajoutez le zeste, la chapelure, le sucre, les fruits et le suif. Dans un autre bol, fouetter ensemble les œufs, le sirop, la Guinness et le lait. Mélanger aux ingrédients secs avec une fourchette jusqu'à obtenir un mélange lisse. Répartir uniformément dans les bols préparés. Couvrir chacun d'eux sans serrer avec du papier absorbant. Cuire 4 minutes à chaque fois à feu vif. Laisser au micro-ondes pendant 3 minutes. Faites cuire chaque pudding pendant encore 2 minutes. Après vous être refroidi, sortez des bassins. Envelopper le produit refroidi dans du papier sulfurisé (ciré) double épaisseur et congeler jusqu'à ce que vous en ayez besoin. Pour servir, décongeler complètement, trancher et chauffer individuellement sur des assiettes pendant 50 à 60 secondes.

Pouding aux prunes au beurre

Vous préparerez 2 puddings pour 6-8 portions

Préparez-le comme un pudding de Noël, mais remplacez le suif par 125 g/4 oz/½ tasse de beurre fondu.

Pudding aux prunes à l'huile

Vous préparerez 2 puddings pour 6-8 portions

Faites comme un pudding de Noël, mais remplacez le suif par 75 ml/5 cuillères à soupe d'huile de tournesol ou de maïs. Ajoutez encore 15 ml/1 cuillère à soupe de lait.

Soufflé aux fruits en bocaux

6 est servi

400 g / 14 oz / 1 grande boîte N'importe quelle garniture aux fruits
3 œufs, séparés
90 ml/6 cuillères à soupe de crème non fouettée

Mettez la garniture aux fruits dans un bol et mélangez-y les jaunes d'œufs. Fouetter les blancs d'œufs jusqu'à formation de pics fermes et incorporer délicatement au mélange de fruits jusqu'à ce que le tout soit bien mélangé. Versez le mélange uniformément dans six verres à vin à pied (pas en cristal) jusqu'à ce qu'ils soient à moitié pleins. Cuire par paires pour décongeler pendant 3 minutes. Le mélange doit monter jusqu'au sommet de chaque verre, mais coulera légèrement à la sortie du four. Faites une entaille sur le dessus de chacun avec un couteau. Étalez 15 ml/1 cuillère à soupe de crème sur chacun. Il coule sur les côtés des verres jusqu'aux bases. Sers immédiatement.

Pudding de Noël presque instantané

Donne 2 puddings pour 8 portions

Absolument délicieux, incroyablement riche en saveurs, en notes profondes, fruité et à maturation rapide, il n'est donc pas nécessaire de le préparer des semaines à l'avance. La garniture aux fruits en conserve est le moteur du succès continu des puddings.

225 g / 8 oz / 4 tasses de chapelure blanche fraîche

125 g / 4 oz / 1 tasse de farine nature (tout usage)

12,5 ml/2½ cuillères à café de piment de la Jamaïque moulu

175 g / 6 oz / ¾ tasse de cassonade molle et foncée

275 g / 10 oz / 2 ¼ tasses de suif finement râpé (option végétarienne disponible)

675 g / 1½ lb / 4 tasses de fruits secs mélangés (mélange à gâteau aux fruits)

3 œufs bien battus

400 g / 14 oz / 1 grande boîte de garniture aux cerises

30 ml/2 cuillères à soupe de sirop noir (mélasse)

Crème au beurre hollandais ou crème fouettée pour servir.

Graisser soigneusement deux tasses à crème anglaise de 900 ml/1½
pt/3¾ tasse. Mettez la chapelure dans un bol et ajoutez la farine et
les nouvelles épices. Ajoutez le sucre, le suif et les fruits secs.
Mélanger avec les œufs, la garniture aux fruits et le sirop jusqu'à ce
qu'ils soient assez tendres. Répartir entre les bassines préparées et
couvrir chacune d'elles sans serrer avec une serviette en papier.
Cuire à feu vif pendant 6 minutes. Laisser au micro-ondes pendant
5 minutes. Faites cuire chaque pudding pendant encore 3 minutes,
en retournant le bol deux fois. Après vous être refroidi, sortez des
bassins. Envelopper le produit refroidi dans du papier sulfurisé
(ciré) et réfrigérer jusqu'au moment de l'utiliser. Couper en portions
et réchauffer comme indiqué dans le tableau des plats cuisinés.
Servir avec de la chantilly ou de la chantilly.

Pudding de Noël ultra fruité

Pour 8-10 personnes

Un vieux classique de Billington's Sugar où le beurre ou la margarine remplace le sucre.

75 g / 3 oz / ¾ tasse de farine nature (tout usage)

7,5 ml/1½ cuillère à café de piment de la Jamaïque moulu

40 g / 1½ oz / ¾ tasse de chapelure de blé entier

75 g de sucre Demerara

75 g / 3 oz / 1/3 de sucre de mélasse

125 g / 4 oz / 2/3 tasse de groseilles

125 g / 4 oz / 2/3 tasse de raisins secs (raisins dorés)

125 g/4 oz/2/3 tasse d'abricots secs, coupés en petits morceaux

45 ml/3 cuillères à soupe de noisettes grillées hachées

1 petite pomme dessert, pelée et râpée

Zeste finement râpé et jus d'1 petite orange

50 ml / 2 fl oz / 3 ½ cuillères à soupe de lait froid

75 g / 3 oz / 1/3 tasse de beurre ou de margarine

50 g de chocolat noir cassé en morceaux

1 gros oeuf, battu

sauce au cognac

Graisser soigneusement un moule à crème anglaise de 900 ml/1½ pinte/3¾ tasse avec du beurre. Tamisez la farine et les épices dans un grand bol. Ajoutez la chapelure et le sucre et mélangez pour briser les grumeaux. Incorporer les groseilles séchées, les raisins secs, les abricots, les noix, les pommes et le zeste d'orange. Versez le jus d'orange dans le pichet. Ajouter le lait, le beurre ou la margarine et le chocolat. Décongeler et chauffer pendant 2½ à 3 minutes jusqu'à ce que le beurre et le chocolat soient fondus. Ajouter aux ingrédients secs avec l'œuf battu. Verser dans le bol préparé. Couvrez-le légèrement d'un morceau de papier sulfurisé ou de papier sulfurisé (ciré). Cuire à feu vif pendant 5 minutes en retournant la poêle deux fois. Laisser agir 5 minutes. Cuire à plein gaz pendant encore 5 minutes en retournant la poêle deux fois. Laisser reposer 5 minutes avant de démouler sur une assiette et de servir avec la sauce au brandy.

crumble aux prunes

Servi 4

450 g de prunes dénoyautées
125 g / 4 oz / ½ tasse de cassonade molle
175 g / 6 oz / 1 ½ tasse de farine de blé entier nature (tout usage)
125 g de beurre ou de margarine
75 g de sucre Demerara
2,5 ml/½ cuillère à café de piment de la Jamaïque moulu (facultatif)

Placer les prunes dans un moule à tarte beurré de 1 litre/1¾ pt/4¼ tasse. incorporer le sucre. Mettez la farine dans un bol et étalez le beurre ou la margarine. Ajouter le sucre et les épices et mélanger. Enrober généreusement les fruits du mélange. Cuire à découvert à feu vif pendant 10 minutes en retournant le bol deux fois. Laisser agir 5 minutes. Mangez tiède ou tiède.

Crumble aux prunes et pommes

Servi 4

Préparez-le comme un Plum Crumble, mais remplacez la moitié des prunes par 225 g de pommes pelées et hachées. Ajoutez 5 ml/1 cuillère à café de zeste de citron râpé avec du sucre aux fruits.

Crumble aux abricots

Servi 4

Préparez-le comme un crumble aux prunes, mais remplacez les abricots frais dénoyautés par des prunes.

Crumble de petits fruits aux amandes

Servi 4

Préparez-le comme un crumble aux prunes, mais remplacez les prunes par des baies mélangées préparées. Ajoutez 30 ml/2 cuillères à soupe de flocons d'amandes grillées au mélange de chapelure.

Crumble poire-rhubarbe

Servi 4

Préparez-le comme un Crumble aux Prunes, mais remplacez les prunes par un mélange de poires pelées et hachées et de rhubarbe hachée.

Crumble nectarine et myrtille

Servi 4

Préparez-le comme un crumble aux prunes, mais remplacez les prunes par un mélange de nectarines et de myrtilles dénoyautées et hachées.

Pomme Betty

Pour 4 à 6 portions

50 g de beurre ou de margarine

125 g / 4 oz / 2 tasses du commerce ou à base de pain grillé

175 g / 6 oz / ¾ tasse de cassonade molle légère

750 g de pommes au four, pelées, évidées et tranchées finement

30 ml/2 cuillères à soupe de jus de citron

Le zeste râpé d'1 petit citron

2,5 ml/½ cuillère à café de cannelle moulue

75 ml/5 cuillères à soupe d'eau froide

Crème double (épaisse), chantilly ou glace pour servir

Beurrer un moule à gâteau de 600 ml/1 pt/2½ tasse avec du beurre. Faire fondre le beurre ou la margarine pendant 45 secondes. Incorporer la chapelure et les deux tiers du sucre. Mélangez les tranches de pomme, le jus de citron, le zeste de citron, la cannelle, l'eau et le reste du sucre. Remplissez le moule à gâteau préparé avec le mélange chapelure-pomme, en alternant les garnitures, en commençant et en terminant par la chapelure. Cuire à découvert à feu vif pendant 7 minutes en retournant le bol deux fois. Laisser reposer 5 minutes avant de déguster avec de la crème épaisse ou de la glace.

Nectarine ou Pêche Betty

Pour 4 à 6 portions

Préparez comme Apple Betty, mais remplacez les pommes par des nectarines ou des pêches tranchées et dénoyautées.

Pudding râpé du Moyen-Orient aux noix

6 est servi

Il s'agit d'un bon pudding provenant de ce qu'on appelait autrefois l'Arabie. L'eau de fleur d'oranger est disponible dans certains supermarchés et pharmacies.

6 gros blé râpé
100 g/3½ oz/1 tasse de pignons de pin grillés
125 g / 4 oz / ½ tasse de sucre en poudre (très fin)
150 ml/¼ pt/2/3 tasse de lait entier
50 g de beurre (pas de margarine)
45 ml/3 cuillères à soupe d'eau de fleur d'oranger

Beurrer un bol profond d'un diamètre de 20 cm et émietter 3 grains de blé râpés au fond. Mélangez les noix et le sucre et saupoudrez uniformément. Écrasez le reste du blé râpé. Dans un récipient découvert, faites chauffer le lait et le beurre pendant 1 minute et demie. Mélanger avec de l'eau de fleur d'oranger. Versez délicatement sur les ingrédients dans le bol. Cuire à découvert à plein gaz pendant 6 minutes. Laisser reposer 2 minutes avant de servir.

Cocktail de fruits d'été

8 est servi

225 g / 8 oz / 2 tasses de groseilles à maquereau, garnies et
équeutées
225 g de rhubarbe hachée
30 ml/2 cuillères à soupe d'eau froide
250 g/8 oz/1 tasse de sucre en poudre (très fin)
450 g de fraises coupées en tranches
125 grammes de framboises
125 g de groseilles rouges équeutées
30 ml/2 cuillères à soupe de liqueur de cassia ou d'orange
(facultatif)

Mettez la groseille et la rhubarbe dans une assiette creuse avec de l'eau. Couvrir d'une pellicule plastique et couper en deux pour permettre à la vapeur de s'échapper. Cuire à puissance élevée pendant 6 minutes en retournant le bol une fois. Découvrir. Ajouter le sucre et remuer jusqu'à dissolution. Incorporez le reste des fruits. Une fois refroidi, couvrir et réfrigérer soigneusement. Ajoutez le kasi ou la liqueur, le cas échéant, juste avant de servir.

Dattes du Moyen-Orient et compote de bananes

6 est servi

Les dattes fraîches, généralement en provenance d'Israël, sont facilement disponibles en hiver.

450 g de dattes fraîches
450 grammes de bananes
jus de ½ citron
Jus d'une ½ orange
45 ml/3 cuillères à soupe d'eau-de-vie d'orange ou d'abricot
15 ml/1 cuillère à soupe d'eau de rose
30 ml/2 cuillères à soupe de sucre Demerara
Gâteau éponge, pour servir

Épluchez les dattes et coupez-les en deux pour retirer les noyaux. Disposer dans un plat de service de 1,75 litre. Pelez les bananes et coupez-les directement sur le dessus. Ajouter tous les ingrédients restants et mélanger délicatement. Couvrir d'une pellicule plastique et couper en deux pour permettre à la vapeur de s'échapper. Cuire à puissance élevée pendant 6 minutes en retournant le bol deux fois. A déguster tiède avec une génoise.

Salade de fruits secs mélangés

Servi 4

225 g de fruits secs mélangés tels que rondelles de pommes,
abricots, pêches, poires, prunes
300 ml/½ pt/1¼ tasse d'eau bouillante
50 grammes de sucre cristallisé
10 ml/2 cuillères à café de zeste de citron finement râpé
Yaourt nature épais à servir

Lavez soigneusement les fruits et placez-les dans un bol de 1,25 litre. Incorporer l'eau et le sucre. Couvrir d'une assiette et laisser lever 4 heures. Cuire au micro-ondes à puissance maximale pendant environ 20 minutes jusqu'à ce que les fruits soient tendres. Incorporer le zeste de citron et servir chaud avec un yaourt épais.

Pudding épais aux pommes et aux mûres

6 est servi

Un peu de beurre fondu

275 g / 10 oz / 2 ¼ tasses de farine auto-levante (auto-levante)

150 g de beurre ou de margarine à température de cuisine

125 g / 4 oz / ½ tasse de cassonade molle

2 oeufs, battus

400 g / 14 oz / 1 grande boîte de garniture aux pommes et aux

mûres

45 ml/3 cuillères à soupe de lait froid

Crème ou crème anglaise pour servir

Badigeonner une cocotte ronde de 1,25 L/2¼ Pt/5½ tasse de beurre fondu. Tamisez la farine dans un bol et frottez-y le beurre ou la margarine. Ajouter le sucre et mélanger avec les œufs, la garniture aux fruits et le lait en mélangeant vigoureusement sans battre pour former une masse molle. Répartir uniformément dans le bol préparé. Cuire à découvert à puissance élevée pendant 9 minutes, en retournant 3 fois. Laisser agir 5 minutes. Verser dans un bol peu profond préchauffé. Disposer sur des assiettes et servir avec de la crème ou du pudding.

Pouding au citron et aux mûres

Servi 4

Un peu de beurre fondu
225 g / 8 oz / 2 tasses de mûres hachées
Le zeste finement râpé et le jus d'1 citron
225 g / 8 oz / 2 tasses de farine auto-levante (auto-levante)
125 g de beurre ou de margarine
100 g/3 ½ oz / un peu moins de ½ tasse de cassonade foncée
2 oeufs, battus
60 ml/4 cuillères à soupe de lait froid
Crème, glace ou sorbet citron pour servir

Beurrer un plat profond de 18 cm avec du beurre fondu. Mélangez les mûres avec le zeste et le jus de citron et réservez. Tamisez la farine dans un bol. Frottez le beurre et le sucre. Mélanger avec de la purée de fruits, des œufs et du lait jusqu'à obtenir une consistance molle. Répartir uniformément dans le bol préparé. Cuire à découvert à feu vif pendant 7 à 8 minutes, jusqu'à ce que la crème monte dans la poêle et que la surface soit brillante. Laisser reposer 5 minutes, pendant lesquelles le pudding va légèrement tomber. Détachez les bords avec un couteau et démoulez sur une plaque à pâtisserie préchauffée. A déguster tiède avec de la chantilly, de la glace ou un sorbet citron.

Pouding au citron et aux framboises

Servi 4

Préparez-le comme un pudding citronné aux mûres, mais remplacez les mûres par des framboises.

Pudding aux abricots et aux noix

8 est servi

Pour le pudding :
50 g de beurre ou de margarine
50 g / 2 oz / ¼ tasse de cassonade molle légère
400 g de moitiés d'abricots confits au sirop, égouttés et conservés
au sirop
50 g de moitiés de noix

Couvrir:
225 g / 8 oz / 2 tasses de farine auto-levante (auto-levante)
125 g de beurre ou de margarine
125 g / 4 oz / ½ tasse de sucre en poudre (très fin)

Le zeste finement râpé d'1 orange

2 oeufs

75 ml/5 cuillères à soupe de lait froid

2,5-5 ml/½-1 cuillère à café d'essence d'amande (extrait)

Glace au café pour servir

Pour le pudding, graisser le fond et les côtés d'un moule de 25 cm de profondeur. Ajoutez du beurre ou de la margarine. Faire fondre à découvert, décongeler pendant 2 minutes. Saupoudrez la cassonade sur le beurre afin qu'elle recouvre presque le fond de la casserole. Disposer les moitiés d'abricots avec les côtés coupés de manière décorative sur le sucre et mélanger avec les moitiés de noix.

Pour la garniture, tamisez la farine dans un bol. Essuyez le beurre ou la margarine. Ajouter le sucre et le zeste d'orange et mélanger. Fouettez soigneusement le reste des ingrédients, puis incorporez les ingrédients secs avec une fourchette jusqu'à ce que le tout soit homogène. Répartir uniformément sur les fruits et les noix. Cuire sans couvercle à plein gaz pendant 10 minutes. Laisser reposer 5 minutes, puis verser délicatement dans un bol peu profond. Faites chauffer le sirop réservé à pleine puissance pendant 25 secondes. Servir le pudding avec de la glace au café et du sirop tiède.

Foster à la banane

Servi 4

Originaire de la Nouvelle-Orléans et nommé d'après Dick Foster, responsable du nettoyage de la ville dans les années 1950. Ainsi va l'histoire.

25 g/1 oz/2 cuillères à soupe de beurre ou de margarine de tournesol

4 bananes

45 ml/3 cuillères à soupe de cassonade foncée

1,5 ml/¼ cuillère à café de cannelle moulue

5 ml/1 cuillère à café de zeste d'orange finement râpé

60 ml/4 cuillères à soupe de rhum brun

Glace vanille pour servir

Mettez le beurre dans un bol profond d'un diamètre de 23 cm. Décongeler pendant 1½ minutes. Épluchez les bananes, coupez-les en deux dans le sens de la longueur et coupez chaque moitié en deux. Disposer dans un bol et saupoudrer de sucre, de cannelle et de zeste d'orange. Couvrir d'une pellicule plastique et couper en deux pour permettre à la vapeur de s'échapper. Cuire à feu vif pendant 3 minutes. Laisser agir 1 minute. Réchauffer le rhum en le décongelant jusqu'à ce qu'il soit chaud. Allumez le rhum avec une allumette et versez-le sur les bananes découvertes. Servir avec une riche glace à la vanille.

Gâteau aux épices du Mississippi

8 est servi

Pour le fond de gâteau (fond de gâteau) :

225 g / 8 oz de pâte brisée toute prête (pâte brisée de base)

1 jaune d'oeuf

Pour le remplissage:

450 g de patates douces à chair jaune et à peau rose, pelées et coupées en dés

60 ml/4 cuillères à soupe d'eau bouillante

75 g / 3 oz / 1/3 tasse de sucre en poudre (très fin)

10 ml/2 cuillères à café de piment de la Jamaïque moulu

3 gros œufs

150 ml/¼ pt/2/3 tasse de lait froid

30 ml/2 cuillères à soupe de beurre fondu

Crème fouettée ou glace vanille pour servir

Étalez la pâte finement sur le fond de gâteau et tapissez un moule à cake légèrement beurré d'un diamètre de 23 cm. Piquez partout avec une fourchette, surtout là où le côté rencontre le fond. Cuire à découvert, au réglage le plus élevé pendant 6 minutes, en retournant le bol 3 fois. S'il y a un renflement, appuyez doucement avec vos doigts dans le four. Badigeonnez le tout de jaune d'œuf pour boucher les trous. Cuire à découvert à feu vif pendant encore 1 minute. Reporter.

Pour la garniture, placez les pommes de terre dans un bol de 1 litre. Ajouter de l'eau bouillante. Couvrir d'une pellicule plastique et couper en deux pour permettre à la vapeur de s'échapper. Cuire à puissance élevée pendant 10 minutes en retournant le bol deux fois. Laisser agir 5 minutes. libérer. Placer dans un robot culinaire ou un mélangeur et ajouter le reste des ingrédients. Réduire en purée onctueuse. Répartir uniformément dans les caissettes de pâtisserie cuites. Cuire à découvert pendant 20 à 25 minutes, en retournant 4 fois, jusqu'à ce que la garniture soit prise. Laisser refroidir jusqu'à ce qu'il soit tiède. Couper en portions et servir avec de la chantilly moelleuse ou de la glace vanille.

Pudding jamaïcain

Pour 4-5 personnes

225 g / 8 oz / 2 tasses de farine auto-levante (auto-levante)

125 g / 4 oz / 1/2 tasse de mélange de graisse blanche (graisse) et
de margarine
125 g / 4 oz / ½ tasse de sucre en poudre (très fin)
2 gros œufs, battus
50 g/2 oz/¼ tasse d'ananas en conserve avec sirop
15 ml/1 cuillère à soupe d'essence de café et de chicorée (extrait)
ou de liqueur de café
Crème fouettée, pour servir

Beurrer un plat à soufflé de 1,75 litre/3 tasses/7½ tasses. Tamisez la farine dans un bol et incorporez délicatement la graisse. incorporer le sucre. À l'aide d'une fourchette, mélanger les œufs, l'ananas, le sirop et l'essence ou la liqueur de café jusqu'à consistance lisse. Répartir uniformément sous la forme. Cuire à découvert à feu vif pendant 6 minutes en retournant une fois. Démoulez sur une assiette de service et laissez reposer 5 minutes. Retour au micro-ondes. Cuire à plein gaz pendant encore 1 à 1½ minutes. Servir avec de la crème caillée.

Tarte à la citrouille

8 est servi

On le mange en Amérique du Nord le dernier jeudi de novembre pour célébrer Thanksgiving.

Pour le fond de gâteau (fond de gâteau) :
225 g / 8 oz de pâte brisée toute prête (pâte brisée de base)
1 jaune d'oeuf

Pour le remplissage:
½ petit potiron ou portion de 1,75 kg, avec les graines
30 ml/2 cuillères à soupe de sirop noir (mélasse)
175 g / 6 oz / ¾ tasse de cassonade molle légère
15 ml/1 cuillère à soupe de fécule de maïs (amidon de maïs)
10 ml/2 cuillères à café de piment de la Jamaïque moulu
150 ml/¼ pt/2/3 tasse de crème double (épaisse)
3 œufs battus
crème fouettée pour servir

Étalez la pâte finement sur le fond de gâteau et tapissez un moule à cake légèrement beurré d'un diamètre de 23 cm. Piquez partout avec une fourchette, surtout là où le côté rencontre le fond. Cuire à découvert, au réglage le plus élevé pendant 6 minutes, en retournant le bol 3 fois. S'il y a un renflement, appuyez doucement avec vos doigts dans le four. Badigeonnez le tout de jaune d'œuf pour boucher les trous. Cuire à découvert à feu vif pendant encore 1 minute. Reporter.

Placer le potiron sur une assiette pour la garniture. Cuire à découvert pendant 15 à 18 minutes jusqu'à ce que la chair soit très tendre. Retirer de la peau et laisser refroidir jusqu'à ce qu'il soit tiède. Mélanger le reste des ingrédients jusqu'à consistance lisse. Verser dans la poêle qui est encore dans la poêle. Cuire à découvert pendant 20 à 30 minutes, en retournant 4 fois, jusqu'à ce que la garniture prenne. Servir chaud avec de la crème fouettée. Si vous préférez, utilisez 425 g / 15 oz / 2 tasses de citrouille en conserve au lieu de citrouille fraîche.

Gâteau au sirop d'avoine

6-8 portions

Une version mise à jour du gâteau au sirop.

Pour le fond de gâteau (fond de gâteau) :
225 g / 8 oz de pâte brisée toute prête (pâte brisée de base)
1 jaune d'oeuf

Pour le remplissage:
125 g / 4 oz / 2 tasses Granola cuit au four avec fruits et noix
75 ml/5 cuillères à soupe de sirop doré (maïs léger)
15 ml/1 cuillère à soupe de sirop noir (mélasse)
crème fouettée pour servir

Étalez la pâte finement sur le fond de gâteau et tapissez un moule à cake légèrement beurré d'un diamètre de 23 cm. Piquez partout avec une fourchette, surtout là où le côté rencontre le fond. Cuire à découvert, au réglage le plus élevé pendant 6 minutes, en retournant le bol 3 fois. S'il y a un renflement, appuyez doucement avec vos doigts dans le four. Badigeonnez le tout de jaune d'œuf pour boucher les trous. Cuire à découvert à feu vif pendant encore 1 minute. Reporter.

Pour la garniture, mélanger le muesli, le sirop et le sirop et verser dans le plat cuit au four. Cuire à découvert à plein gaz pendant 3 minutes. Laisser agir 2 minutes. Cuire à découvert à feu vif pendant encore 1 minute. Servir avec de la crème.

Flan éponge à la noix de coco

Pour 8-10 personnes

Pour le fond de gâteau (fond de gâteau) :
225 g / 8 oz de pâte brisée toute prête (pâte brisée de base)
1 jaune d'oeuf

Pour le remplissage:
175 g / 6 oz / 1½ tasse de farine auto-levante (auto-levante)
75 g / 3 oz / 1/3 tasse de beurre ou de margarine
75 g / 3 oz / 1/3 tasse de sucre en poudre (très fin)
75 ml/5 cuillères à soupe de noix de coco desséchée
2 oeufs
5 ml/1 cuillère à café d'essence de vanille (extrait)
60 ml/4 cuillères à soupe de lait froid
30 ml/2 cuillères à soupe de confiture de fraises ou de groseilles (confiture)

Pour le glaçage (glaçage) :

225 g / 8 oz / 11/3 tasses de sucre en poudre tamisé
L'eau de fleur d'oranger

Étalez la pâte finement sur le fond de gâteau et tapissez un moule à cake légèrement beurré d'un diamètre de 23 cm. Piquez partout avec une fourchette, surtout là où le côté rencontre le fond. Cuire à découvert, au réglage le plus élevé pendant 6 minutes, en retournant le bol 3 fois. S'il y a un renflement, appuyez doucement avec vos doigts dans le four. Badigeonnez le tout de jaune d'œuf pour boucher les trous. Cuire à découvert à feu vif pendant encore 1 minute. Reporter.

Tamisez la farine dans un bol pour la garniture à la noix de coco. Frotter avec du beurre ou de la margarine. Incorporer le sucre et la noix de coco, puis incorporer les œufs, la vanille et le lait pour former une pâte molle. Étalez la confiture sur le fond de tarte encore dans le bol. Répartir uniformément avec le mélange de noix de coco. Cuire à découvert pendant 6 minutes à puissance maximale en retournant le bol 4 fois. Le flanc est cuit lorsque le dessus semble sec et qu'il n'y a pas de taches collantes. Laisser refroidir complètement.

Pour le glaçage, mélangez le sucre en poudre avec suffisamment d'eau de fleur d'oranger pour obtenir un glaçage épais ; Quelques cuillères à café devraient suffire. Étaler sur la tranche. Laisser reposer jusqu'à ce qu'il soit pris avant de trancher.

Gâteau facile à cuire

Pour 8-10 personnes

Préparez-vous comme un flan biscuit coco, mais utilisez de la confiture de framboise (confiture) et remplacez la noix de coco par de la poudre d'amandes.

Gâteau aux miettes

Pour 8-10 personnes

Pour le fond de gâteau (fond de gâteau) :
225 g / 8 oz de pâte brisée toute prête (pâte brisée de base)
1 jaune d'oeuf

Pour le remplissage:
350 g / 12 oz / 1 tasse de bœuf haché

Pour la muscade :
50 grammes de beurre
125 g/4 oz/1 tasse de farine auto-levante (auto-levante), tamisée
50 g de sucre Demerara

220

5 ml/1 cuillère à café de cannelle moulue

60 ml/4 cuillères à soupe de noix finement hachées

Servir:

crème fouettée, pudding ou glace

Étalez la pâte finement sur le fond de gâteau et tapissez un moule à cake légèrement beurré d'un diamètre de 23 cm. Piquez partout avec une fourchette, surtout là où le côté rencontre le fond. Cuire à découvert, au réglage le plus élevé pendant 6 minutes, en retournant le bol 3 fois. S'il y a un renflement, appuyez doucement avec vos doigts dans le four. Badigeonnez le tout de jaune d'œuf pour boucher les trous. Cuire à découvert à feu vif pendant encore 1 minute. Reporter.

Pour la garniture, répartissez uniformément la viande hachée dans le fond de tarte cuit.

Frottez le beurre dans la farine sur un casse-noix, puis incorporez le sucre, la cannelle et les noix. Pressez le bœuf haché en une couche uniforme. Laisser découvert et cuire au four à puissance élevée pendant 4 minutes en retournant le gâteau deux fois. Laisser agir 5 minutes. Couper en morceaux et servir chaud avec de la chantilly, de la crème anglaise ou de la glace.

Milton Keynes UK
Ingram Content Group UK Ltd.
UKHW020637271123
433341UK00019B/1589

9 781835 860854